ÉTUDES

SUR LE

CATHÉTÉRISME CURVILIGNE

Paris. — Imprimerie de L. Martinet, rue Mignon, 2.

ÉTUDES

SUR LE

CATHÉTÉRISME CURVILIGNE

ET SUR L'EMPLOI D'UNE

NOUVELLE SONDE

DANS LE CATHÉTÉRISME ÉVACUATIF

PAR

Le Docteur J.-A. GÉLY

Chirurgien de l'Hôtel-Dieu de Nantes

Professeur à l'École préparatoire de médecine et de pharmacie.

PARIS

GERMER BAILLIÈRE, LIBRAIRE-ÉDITEUR

RUE DE L'ÉCOLE DE MÉDECINE, 17.

LONDRES — Hippolyte Baillière, Regent street, 219.

NEW-YORK — Baillière brothers, 440 Broadway.

MADRID, C. BAILLY-BAILLIÈRE, PLAZA DEL PRINCIPE ALFONSO, 16.

1861

AVERTISSEMENT.

L'auteur de cet ouvrage a été enlevé à la science le 13 janvier dernier. Ce travail, fait dans les dernières années de sa vie, était entièrement terminé et avait même figuré au dernier concours du prix d'Argenteuil. Très désireux de le voir publié, mais retenu depuis longtemps au lit par une cruelle maladie, M. Gély, dont nous avons été l'élève interne, voulut bien nous charger d'en surveiller l'impression ; la mort l'ayant bientôt surpris, sa prière nous fut de nouveau transmise comme l'expression d'une de ses dernières volontés.

Notre tâche était des plus faciles et nous nous sommes borné à faire reproduire intégralement les manuscrits qui nous avaient été confiés, heureux de pouvoir contribuer, même pour une aussi faible part, à mettre au jour l'une des œuvres d'un chirurgien dont le public médical a été plusieurs fois à même d'apprécier le mérite et de la grande habileté duquel nous avons pu si souvent être témoin. La pratique de l'art avait pour M. Gély un irrésistible attrait, et c'est sans doute une des raisons qui ont valu à l'ouvrage actuel une certaine prédilection de sa part; son but est en effet essentiellement pratique et l'on y retrouve le chirurgien savant et exercé qui, grâce à une rare dextérité, savait triompher des difficultés, mais dont l'esprit chercheur ne s'arrêtait que lorsqu'il en avait bien apprécié les causes.

Nous avons à ajouter à tous les regrets que nous a laissés la mort de notre maître, celui de n'avoir pu lui donner la satisfaction de voir son œuvre entièrement terminée, mais il n'a dépendu malheureusement ni de l'éditeur ni de nous qu'il en fût autrement. Que M. Germer Baillière nous permette de le remercier du soin tout particulier et de l'obligeant empressement avec lesquels il nous a aidé à répondre aux désirs de M. Gély et à rendre ainsi hommage à sa mémoire.

Paris, le 1er août 1861.

Dr F. GUYON,
Prosecteur de la Faculté.

ÉTUDES

SUR LE

CATHÉTÉRISME CURVILIGNE

ET SUR L'EMPLOI D'UNE

NOUVELLE SONDE

DANS LE CATHÉTÉRISME ÉVACUATIF.

CHAPITRE PREMIER.

> Une fausse théorie peut, comme on sait, rendre aveugle sur des faits qui se trouvent en opposition avec nos prévisions, ou nous dissimuler leur véritable importance quand nous les apercevons (1).

L'obscurité qui règne sur l'origine de la plupart des procédés opératoires s'étend également sur l'invention du cathétérisme.

Les livres du père de la médecine ne nous apprennent rien sur ce sujet. Hippocrate qui paraît indiquer l'usage de la sonde ne mentionne point sa forme. Tous les anciens monuments historiques sont également muets à cet égard ; et ce serait à l'école d'Alexandrie, au dire de M. Malgaigne, que reviendrait l'honneur de l'invention de la sonde courbe.

(1) Thèse de concours. 1830, p. 4.

Galien indique l'emploi de l'algalie contre diverses affections compliquées de rétention d'urine, mais sans préciser sa forme. A l'occasion de la pierre engagée dans le col de la vessie, chez les enfants, il s'exprime ainsi. « Quod si nihilominus urina supprimitur, rursus concute, sed » vehementius, atque si sic quoque permanserit tum demissa ænea fistula » (Græci catheterem vocant) simul et lapidem a vesicæ cervicem repelles » et urinæ iter præbebis (1). »

Mais on trouve dans son copiste Paul d'Égine une mention précise qui tendrait à faire soupçonner que l'instrument dont se servait Galien n'était pas celui que Celse avait décrit. « Cum urina non redditur, quod iter » ipsius obstructum sit aut concreto intus sanguine aut calculo aut alia » quadam causa, *recto siphone* id quod superfluum est eximemus, quem-» admodum Græci catheterismon appellant (2). »

L'usage de la sonde droite était donc familier chez les successeurs de Galien.

La nécessité de donner à la sonde évacuatrice une certaine courbure plus forte pour l'homme que pour la femme est formellement indiquée pour la première fois par Celse, ainsi que nous le montrerons plus loin.

On trouve ainsi en présence dès l'origine de l'art deux formes opposées; la sonde droite et la sonde courbe sont également dans les mains des disciples de l'école d'Alexandrie.

Mais l'usage de la sonde courbe, fondé sur la connaissance de l'incurvation de l'urèthre et sur l'expérience clinique, devait définitivement prévaloir, à ce point même de faire si bien oublier les données primitives de la science qu'on en était arrivé de nos jours à regarder comme impossible le passage des instruments droits dans le canal de l'urèthre.

Depuis cette époque reculée le cathétérisme a donc été exécuté d'après ce principe que la sonde, pour pénétrer avec plus de facilité, doit affecter une courbure semblable à celle du canal.

Il restait à déterminer la forme de celui-ci pour fixer celle de la sonde, et deux voies pouvaient également conduire au but: savoir l'examen anatomique et l'épreuve clinique.

(1) Galien, *De locis aff.*, lib. I, c. 1. — *Meth. med.*, lib. V, c. 5.

(2) P. d'Égine, lib. VI, c. 59.

Sans doute, c'est à cette double source que les chirurgiens puisèrent les données qui leur ont inspiré tant de variations dans la forme de la sonde. Mais il résulte évidemment de l'histoire de l'art, aussi bien que de cette multiplicité de formes que les conditions qui leur servirent de prétexte pour établir la prétendue concordance des courbures entre le canal et l'instrument, furent toujours trop restreintes et trop peu précises pour fonder quelque chose de vrai et de durable.

En donnant à leur sonde une forme qu'ils supposaient être celle de l'urèthre, les praticiens avaient certainement pour but d'effectuer l'introduction de cet instrument en vertu d'un mécanisme approprié et facile à comprendre, celui qu'exécutent deux arcs de cercle de même courbure qui glissent l'un sur l'autre. On ne saurait douter que ce ne fût un point de doctrine très généralement admis. On en rencontre l'indication dans plusieurs auteurs, et si le plus grand nombre n'en font pas mention, c'est que cette condition paraissait à chacun assez évidente ou assez bien réalisée pour qu'il fût inutile de s'arrêter à une démonstration à son égard.

Des praticiens expérimentés avaient cependant signalé les inconvénients qui résultent nécessairement du défaut de concordance entre les courbures et les modifications qu'il imprime au mécanisme du cathétérisme curviligne, en transformant la sonde en un levier du premier genre dont l'extrémité butte contre les parois de l'urèthre. J.-L. Petit revient à plusieurs reprises sur ce sujet important. « Il faut que la courbure de la sonde soit autant qu'il se peut égale à celle de la courbure de l'urèthre sans quoi le bout de cette sonde heurte contre l'urèthre. Il est bien vrai que celui-ci est flexible et qu'il peut se prêter un peu pour s'ajuster à la courbure de la sonde. Mais cela ne se peut faire sans que l'urèthre ne soit froissé dans tous les endroits où le bout de la sonde le force à se conformer à la courbure, au lieu que quand la courbure est la même que celle de l'urèthre, elle entre avec plus de facilité (1). »

Les successeurs de J.-L. Petit ne posèrent point de principes différents, et suivirent tous la règle acceptée par leurs devanciers. Lorsqu'ils proposèrent de donner à la sonde une courbure différente, c'est qu'ils croyaient

(1) J.-L. Petit, *Œuvres posthumes*, éd. de 1837, p. 771.

celle-ci mieux appropriée à la véritable forme de l'urèthre et plus propre à remplir exactement les conditions du cathétérisme curviligne.

M. Lallemand et Bégin disent que « depuis que la direction de l'urèthre a été mieux connue, on a modelé la courbure de la sonde sur celle de la partie sous-pubienne du canal, ce qui rend dans les cas ordinaires le cathétérisme plus facile et moins douloureux pour le malade (1). » A part l'inexactitude malheureusement trop fondée de cette double prétention, la pensée qu'elle représente est bien le véritable fondement du cathétérisme simple ou évacuateur.

M. Roux va plus loin et reconnaît l'utilité qu'il y aurait à connaître la forme particulière à chaque individu en raison de son âge, de sa conformation individuelle (2).

Enfin, de nos jours, on a défini la sonde un tube ouvert à ses deux extrémités, un peu plus long, un peu moins large que l'urèthre et dont la forme doit s'adapter à celle du canal (3).

Mais cet accord constant sur les données fondamentales du cathétérisme curviligne n'empêchait pas les praticiens de se diviser complétement lorsqu'il fallait préciser les conditions nécessaires à une bonne application. On peut même dire que sous ce rapport ils tombèrent dans une véritable anarchie qui ne pouvait trouver son explication que dans l'absence de notions précises sur la courbure uréthrale.

Cet état de chose fut nettement signalé par quelques chirurgiens, par S. Cooper entre autres, dans les termes suivants : « Comme le trajet du canal de l'urèthre est régulier, les différences que les chirurgiens adoptent dans la courbure du cathéter ne peuvent être fondées sur aucune bonne raison anatomique, et elle devrait en géneral, du moins pour les sujets de même âge et de même taille, ne pas varier, mais être réglée sur la route que suit l'urèthre (4). » Ces remarques étaient parfaitement fondées, mais l'entraînement était si général que personne ne s'en préoccupa.

On comprend à peine comment l'examen des conditions normales et

(1) *Dictionnaire* en 13 vol., art. *Algalie*.

(2) *Dictionnaire* en 23 vol., art. *Cathétérisme*.

(3) Fabre, *Bibliothèque du médecin praticien*, t. IV, p. 336.

(4) S. Cooper, *Dictionnaire de chirurgie*, art. *Cathétérisme*.

régulières du cathétérisme a pu échapper à l'esprit d'investigation qui a si vivement éclairé de nos jours toutes les parties de la médecine opératoire, comment à une époque où l'application des instruments, l'exécution des procédés ont été si sérieusement étudiées dans leurs rapports avec la disposition des parties, on ne rencontre aucune étude comparative suffisante pour déterminer quelle est la courbure qui répond le mieux à celle du canal. Rien cependant de plus facile à démontrer que la nécessité de nouvelles recherches pour établir d'une manière précise les véritables conditions du cathétérisme curviligne.

Mais ce n'était pas dans cette voie que devaient s'engager les observateurs, un fait exceptionnel dans l'exécution du cathétérisme, oublié depuis longtemps parce qu'il n'avait pas reçu d'application, venait d'être remis en lumière par les créateurs de l'art de broyer la pierre dans la vessie. Ils démontrèrent par des expériences sur le cadavre et sur l'homme vivant, que l'urèthre admet assez facilement une sonde droite, et l'un d'entre eux crut pouvoir établir dans un travail qui fit sensation, que le canal était droit ou presque droit.

Si cette opinion trop contraire à l'évidence n'a pas été généralement acceptée, il n'en est pas moins vrai que les études sur le cathétérisme rectiligne ont conduit les praticiens et même les anatomistes à regarder la courbure de l'urèthre comme douée d'assez de mobilité pour perdre beaucoup de son importance et par suite à négliger l'étude des instruments courbes, et des conditions les plus favorables à leur introduction.

Il en résulte que la courbure de la sonde fut de plus en plus livrée au caprice des praticiens et à l'arbitraire des fabricants. Bientôt même on affecta de regarder la forme de l'instrument comme une chose très secondaire et de peu d'importance pour un praticien habitué au cathétérisme. M. Leroy (d'Étioles) formule ainsi très nettement ce reproche : « Les grands chirurgiens affectent en général d'attacher peu d'importance à la courbure des sondes. La même leur sert indifféremment pour vider et pour explorer la vessie, sous leurs mains les difficultés disparaissent et l'instrument doit obéir (1). » Enfin, plus récemment un de nos plus éminents

(1) Leroy (d'Étiolles), *Urologie*, p. 280.

professeurs n'a-t-il pas écrit que « le degré de courbure des sondes importait assez peu dans un canal composé tout entier de parties molles (1) ? »

Sans doute ces opinions ne sont pas généralement acceptées par tous les praticiens, mais elles les dominent à leur insu et les ont conduits à ne relever que d'eux-mêmes sur ce point de thérapeutique chirurgicale. En présence de cette disposition des esprits, il y a presque de la témérité à présenter de nouveau les observations formulées par S. Cooper et à préconiser une nouvelle sonde, spécialement modelée sur la courbure sous-pubienne du canal, comme l'instrument le plus favorable pour le cathétérisme curviligne.

Nous aurions hésité en effet, si la démonstration des avantages de la nouvelle courbure avait été autre chose qu'un fait purement expérimental.

Quelle que soit la valeur apparente des considérations pathologiques et même des recherches anatomiques qu'on peut présenter en cette circonstance, elle resterait insuffisante pour ébranler les habitudes et les convictions actuelles des chirurgiens.

Comment d'ailleurs réclamer une confiance absolue pour des appréciations nouvelles, alors qu'on essaye de démontrer l'inexactitude de doctrines qu'une longue expérience semblait avoir consacrées? Avant d'accepter des explications, toujours si faciles et parfois si trompeuses, les praticiens devaient en appeler avec raison à l'épreuve directe comme au seul juge infaillible.

Mais de notre côté c'était aussi sur le contrôle de la pratique que nous comptions le plus pour établir la supériorité de notre instrument, et rien dès lors ne devait plus nous retenir.

L'expérience sur le cadavre et sur l'homme vivant établit de prime abord les avantages de la nouvelle courbure, et, plus les épreuves seront répétées, plus elles seront décisives. Les résultats obtenus ont été la consécration complète des prévisions fournies par les conditions cliniques qui nous ont éclairé sur la portée du nouvel instrument.

Celui-ci ne doit point son origine à des études pathologiques ou anatomiques, ces études n'étant venues qu'après. Il est au contraire le fruit ex-

(1) Malgaigne, *Manuel de médecine opératoire*.

clusif d'une heureuse expérimentation au lit du malade. Voici par quel concours de circonstances notre attention fut éveillée sur ce sujet.

Première observation.—M. P... boucher, âgé de soixante-six ans, d'une constitution sanguine et d'une complexion robuste, souffre depuis plusieurs années de divers accidents du côté des voies urinaires. On en trouve les causes dans l'existence antérieure d'uréthrites intenses, dans la nécessité où se trouve M. P... de faire de fréquents voyages à cheval, enfin dans l'abus des liqueurs alcooliques et du coït. Ce malade urinait depuis longtemps avec une certaine difficulté et avait essayé de rétablir le calibre du canal en passant de temps à autre des bougies qui ne pénétraient pas jusqu'à la vessie. Dans l'année 1831, M. P... fut atteint d'une inflammation violente de la bourse gauche et de la partie contiguë du périnée. Un abcès urineux était imminent. L'incision des tissus les montra d'abord infiltrés de lymphe concrète, et plus profondément déjà frappés de suppuration ; le canal était perforé, mais l'urine ne passait que partiellement par cette ouverture. Cette circonstance permit à la fistule de se former spontanément au bout de quelques semaines. L'émission des urines ne fut pas plus difficile qu'auparavant et le malade abandonnant tout traitement propre à l'améliorer, recommença son genre de vie habituelle. Les suites nécessaires de cette imprévoyance ne se firent pas attendre longtemps. Dix-huit mois après ce premier abcès, des symptômes analogues annoncèrent qu'il s'en formait un second dans le même point. Le même traitement fut aussi appliqué et bientôt suivi de résultats identiques. Seulement cette fois la fistule fut plus lente à se fermer, et l'émission des urines resta un peu plus embarrassée. Le jet de volume médiocre avait surtout fort peu de longueur.

Le malade consentit cette fois à subir un traitement méthodique. Aucun instrument ne pouvait pénétrer dans la vessie, tous étaient arrêtés dans la partie profonde de l'urèthre vers le point où l'on pouvait présumer qu'avait existé la perforation, point qui paraissait répondre à la partie la plus reculée de la portion membraneuse. Les bougies cylindriques de moyen volume, les bougies coniques, les bougies à boule étaient également arrêtées, mais elles ne parurent jamais s'engager dans un passage étroit. Elles paraissaient jouir au contraire d'une assez grande liberté et leur extrémité se repliait sur elle-même pour peu qu'on exerçât une nouvelle pression. A deux ou trois reprises une bougie de moyenne grosseur s'avança presque sans frottement jusque dans la vessie, mais jamais il ne fut possible de l'introduire deux fois de suite.

Quelle était donc la nature de l'obstacle? Ce n'était point un rétrécissement, puisqu'une bougie moyenne (n° 6) avait passé parfois sans difficulté. Il y avait dès lors lieu d'admettre spécialement une modification de la courbure engendrée probablement par l'existence de deux abcès successifs. Le traitement fut dirigé dès lors à ce point de vue et chaque jour on présenta des bougies de gutta-percha qui avaient reçu des courbures différentes et nécessairement très variées. Celles qui s'engagèrent furent précisément celles qui avaient reçu la plus vaste courbure, et pendant tout le traitement il ne fut pas possible d'en introduire d'autres. Quant au volume, il paraissait à peu près indifférent, de telle sorte qu'au bout de quelques jours on put faire passer une bougie de 7 millimètres de diamètre.

Le succès de cette courbure jugé sous le coup des idées régnantes ne pouvait guère être considéré que comme un fait exceptionnel. Une autre circonstance tendait encore à confirmer cette opinion, c'était la déformation possible du canal par suite des lésions graves et répétées dont il avait été le siége. Rien ne devait porter à penser que cette courbure pût être utilement appliquée dans les conditions habituelles du cathétérisme évacuateur. Mais un événement ultérieur allait nous éclairer à cet égard.

Deuxième observation.—M. C... ancien juge de paix, âgé de soixante et dix ans, d'une constitution débile, atteint de la grippe depuis quelques jours, fut pris de rétention d'urine à la suite d'un léger écart de régime. Son médecin habituel, M. le docteur Mauduit, le sonda avec facilité le premier jour, le lendemain la sonde passa, mais non sans peine, et le troisième jour elle ne put arriver dans la vessie et provoqua un écoulement de sang abondant.

Appelé alors près du malade, nous dûmes essayer successivement, mais sans succès, l'introduction de la sonde d'argent et des sondes de gomme élastique, des bougies fines, des bougies coniques, avec et sans boule terminale; enfin toutes les espèces de sonde connues furent présentées sans résultat.

Après vingt minutes de tentatives inutiles nous étions sur le poin de quitter le malade en ordonnant un bain et avec la crainte d'en venir à la ponction de la vessie, si une nouvelle tentative restait encore infructueuse, lorsque la grosse bougie qui avait été employée en dernier lieu chez le malade précédent se présenta à nos regards. En l'essayant, nous cédions bien plutôt au désir de soutenir pour quelques instants encore l'espoir de notre patient qu'à la pensée d'obtenir de cet instrument plus de résultat que des autres; aussi notre étonnement fut-il extrême en voyant entrer cette bougie avec la plus complète facilité, malgré son diamètre considérable (7 millimètres).

Cette dernière circonstance prouvait que ni le canal, ni le col de la vessie n'étaient rétrécis et que les difficultés qui s'étaient présentées dépendaient uniquement du défaut de concordance entre la courbure de l'urèthre et celle des instruments employés. Il y avait donc lieu d'espérer qu'une sonde dont la courbure serait exactement moulée sur celle de cette bougie pourrait passer de la même manière. Celle-ci ayant été retirée avec précaution, une sonde d'étain dite de Mayor n° 1, fut courbée sur son modèle. L'épreuve fut décisive, cette sonde pénétra avec autant de facilité que la bougie et par la suite elle continua à passer avec le même bonheur.

Cet événement venait donner à la courbure fournie par les essais sur le premier malade une signification et une portée toutes nouvelles. Il était évident qu'elle ne répondait point à un état purement exceptionnel, ni même à un état pathologique aussi rare que nous l'avions supposé d'abord et qu'elle était tout au moins applicable à d'autres lésions. En tout cas il était utile de rechercher en vertu de quelles conditions elle parcourait l'urèthre, alors que les autres échouaient. Vivement préoccupé de résoudre ce problème, nous avons entrepris des recherches qui nous ont fourni une solution plus prompte et plus complète que nous n'avions osé l'espérer. Elles ont démontré que *cette courbure n'était pas seulement propre aux affections chroniques du col de la vessie, mais qu'elle était encore mieux adaptée qu'aucune autre à la forme du canal dans l'état sain, de manière à remplir les conditions fondamentales du cathétérisme curviligne.*

C'est là ce que nous entreprenons de démontrer.

CHAPITRE II.

> Le caprice des chirurgiens plutôt que des connaissances anatomiques exactes a fait varier presque à l'infini l'étendue et l'intensité de la courbure de la sonde. (Bégin et Lallemand, *Dictionnaire* en 15 vol., art. *Algalie*.)

Avant toutes choses, il importe de rechercher quelles sont les modifications de forme qu'a subies la sonde évacuatrice depuis l'antiquité jusqu'à nos jours, et si, comme nous le croyons, la courbure proposée n'a jamais été mise en usage d'une manière générale, de façon à permettre de la comparer au point de vue des résultats avec les autres formes usitées à diverses époques et successivement abandonnées. Quelques courtes recherches historiques suffisent au surplus pour jeter sur cette question un jour complet.

Celse décrit ainsi les instruments du cathétérisme : « On emploie des sondes d'airain, et le chirurgien doit toujours en avoir trois pour les hommes et deux pour les femmes, afin d'en pouvoir faire usage sur tous les sujets, grands ou petits. Les sondes destinées aux hommes doivent être, la plus grande de quinze doigts, la moyenne de douze, et la plus petite de neuf. Elles auront pour les femmes neuf doigts au plus et six doigts au moins. Les unes et les autres, surtout celles à l'usage de l'homme, présenteront une légère courbure. Enfin ces sondes bien polies ne seront ni trop grosses, ni trop minces. » Le texte latin : « Incurvas vero esse eas pau-

« lulum, sed magis viriles oportet, » nous paraîtrait plus exactement traduit en disant : « Elles doivent être un peu courbées et celles des hommes davantage que les autres (1). »

Cette description a été confirmée par la découverte de la sonde des anciens dans les fouilles de Pompeia (2). Celle-ci ne présente en effet qu'une courbure peu profonde dans sa portion vésicale, mais elle en offre une seconde en sens inverse au niveau du ligament suspenseur de la verge, ce qui lui donne la forme d'un S très allongé.

Guy de Chauliac ne décrit point la forme des algalies dont il se servait.

A. Paré néglige aussi cette indication, mais il donne des figures qui représentent trois sondes de diverses grandeurs offrant toutes une courbure identique (3). On peut la caractériser en disant qu'elle occupe sur la longueur de la sonde une étendue à peu près égale à celle des anciens, mais qu'elle est plus profonde, l'extrémité de l'instrument étant coudée plus brusquement. Cette forme se rapproche beaucoup de celle qui est adoptée actuellement.

Dionis, qui se borne aussi à donner une figure, montre une sonde à concavité profonde et à convexité saillante comme le cathéter usité dans la cystotomie et présentant comme cet instrument plutôt un coude arrondi qu'une courbe uniformément développée. Cette sonde diffère donc à son tour de celle d'A. Paré par la profondeur de sa courbure, comme celle-ci différait de la sonde des anciens (4).

Suivant Garengeot, « elles ont une grande courbure qui commence par un coude mousse, et elles ont un bec fort long qui a quatre ou cinq travers de doigts de rectitude après la courbure. » Il ajoute : « On a encore fait des sondes dont la figure est comme une moitié d'arc sans coude, mais elles ont comme les premières un bec fort long. Cette dernière espèce de sonde a été faite exprès pour les malades, afin qu'ils se sondassent eux-mêmes, et la première sert aux chirurgiens toutes les fois qu'il faut sonder. » Pourquoi deux espèces de sondes, une pour le malade, l'autre pour le chirurgien ?

(1) Celse, lib. VII, XXVI, 1, trad. Desétangs, p. 231.

(2) Lassus, *Traité de médecine opératoire*, pl.

(3) Paré, éd. *Malgaigne*, t. II, p. 464, c. 36.

(4) Dionis, *Cours d'opérations*. 1773, 3e démonst.

Quelle était la plus facile à introduire? Apparemment celle du malade; mais pourquoi le chirurgien en préférait-il une autre? La forme de celle-ci est bien connue, mais il n'en est pas de même de l'autre. Elle présentait, dit Garengeot, une moitié d'arc avec un bec fort long. Le vague d'une pareille indication ne permet d'asseoir aucune conjecture sérieuse. C'était peut-être un retour vers la sonde des anciens (1).

Louis indique que la sonde doit avoir cinq à six pouces en droite ligne, et qu'elle forme ainsi un petit coude en dedans qui donne naissance à une courbure en demi-cercle qui fait la panse en dehors. Cette courbure a environ trois pouces et le reste de la sonde qui termine la courbure forme un bec d'un pouce et demi à deux pouces de long dont l'extrémite fermée finit le canal. La longueur totale de ces sondes était donc de plus de dix pouces, et leur disposition analogue à celle de la sonde de Dionis et de Garengeot (2).

Heister adopte également cette forme à laquelle il attache assez d'importance pour dire: « Les meilleures sont celles d'argent, courbées d'une certaine manière. » Cette manière de courber la sonde consiste à lui donner la forme des cathéters cannelés dont l'usage venait d'être introduit dans l'opération de la taille. Et pour qu'il ne reste aucun doute à ce sujet, Heister a soin de placer pour chaque âge la figure du cathéter à coté de l'algalie qui lui convient. Cette sonde à courbure vaste et profonde présentait à la naissance de la concavité, un renflement ou panse, comme le disait Louis, et un bec plutôt droit que courbe, ainsi que l'indiquait Garengeot. « Elles avaient autrefois une autre figure, dit Heister, c'est-à-dire qu'elles étaient moins courbées, comme on peut le voir dans André de la Croix, Pierre Franco (lib. *De herniis*); Hildanus (*De lithotomia*); Alghis (*De lithotomia*). Celles que j'ai fait graver sont aussi plus usitées aujourd'hui.» Au dire de Heister, Franco aurait fait graver dans son *Traité des hernies* une sonde semblable à celle de Petit, peut-être celle des anciens dont la tradition s'était conservée (3).

Lassus dit que « la sonde doit être droite dans la plus grande partie de

(1) *Traité des opérations de chirurgie*. 1740, t. II, p. 20.

(2) *Dictionnaire de chirurgie encyclopédique*, art. *Algalie*.

(3) Heister, *Instit. de chir.*, traduit par Paul. 1770, t. III, p. 582.

sa longueur et ensuite un peu courbe. L'expérience apprend qu'une sonde peu courbée s'introduit plus aisément que celle qui l'est beaucoup (1). »

Chopart veut que la courbure née insensiblement de la partie droite s'étende jusqu'au bec inclusivement, qu'elle soit légère et égale, enfin qu'elle représente celle d'un cercle de six pouces de diamètre. Il ajoute après Garengeot que, si on augmente leur courbure, si on leur donne une plus grand panse, on éprouve plus de difficultés pour l'introduire. On voit que Chopart préfère une courbure ouverte et allongée, mais il donne comme base de sa construction une mesure plus précise qu'on ne l'avait fait avant lui (2).

Desault se servait d'une sonde construite sur les mêmes données, et se rapprochait par conséquent beaucoup plus de la sonde des anciens que de celle de Paré.

Boyer suit les mêmes principes, la courbure doit être légère, égale partout et représenter celle d'un cercle de six pouces de diamètre ; si elle était plus grande, on éprouverait plus de difficultés pour l'introduire dans la vessie. On voit que Boyer copie Lassus et Chopart (3).

Sabâtier n'indique pas même la forme des sondes et se borne à dire, à l'occasion des difficultés causées par les affections de la prostrate, qu'il faut alors que le bec de la sonde soit très allongé, ce qui doit sans doute s'entendre d'une courbure longue et profonde, comme celle des auteurs précédents (4).

MM. Bégin et Lallemand, qui reconnaissent que le caprice des chirurgiens, plutôt que des connaissances anatomiques exactes, a fait varier presque à l'infini l'étendue et l'intensité de la courbure des algalies, ajoutent : « Depuis que la direction de l'urèthre a été mieux connue, les algalies dont on fait le plus communément usage sont droites dans les trois quarts antérieurs de leur étendue, et ne présentent à partir de trois pouces environ de leur bec qu'une courbure médiocrement allongée et qui augmente d'intensité à mesure qu'elle approche de l'extrémité de l'instrument. Cette

(1) *Traité de médecine opératoire*, t. I, p. 267.

(2) Chopart, *Traité des maladies des voies urinaires*. 1830, t. II, p. 211.

(3) *Traité des mal. chir.*, t. IX, p. 122.

(4) Sabatier, éd. *Dupuytren*, t. II, p. 382.

courbe modelée sur celle de la partie sous-pubienne du canal rend dans les cas ordinaires le cathétérisme plus facile et moins douloureux pour le malade. Il convient d'augmenter la courbure des algalies chez les vieillards dont la prostate est tuméfiée et a souvent relevé le col en l'éloignant du rectum (1).

M. Roux, dans le remarquable article sur le cathétérisme qu'il a écrit dans le *Dictionnaire* en 25 volumes, après avoir exposé ce qui a rapport à la longueur et à la grosseur de la sonde, ajoute : « La courbure de l'urèthre sous la symphyse des pubis n'est pas exactement la même pour tous les individus ; s'il y avait moyen de la mesurer pendant la vie et de savoir au juste quelle elle est chez un sujet qui doit être soumis au cathétérisme, on pourrait y accommoder la courbure de l'algalie. Ceci serait au reste plus utile pour les cas dans lesquels le canal est le siége de quelque obstacle que pour ceux où elle est libre. » Ces observations signalent un but à peu près impossible à atteindre dans la pratique et laissent d'ailleurs sans réponse la question sur laquelle repose le cathétérisme curviligne. Quelle est parmi les diverses courbures usitées celle qui répond le mieux à la forme générale du canal ? C'est ce que l'auteur passe entièrement sous silence. Il n'indique pas même la forme dont il fait usage.

La plupart des chirurgiens français se servent aujourd'hui d'une sonde qu'employait Dupuytren, dont l'origine nous est inconnue, et qui a plus d'analogie avec le modèle figuré dans Paré qu'avec la sonde de l'école de Desault.

C'est elle que décrivent les auteurs modernes, entre autres M. Vidal dans son *Traité de pathologie externe*.

Il existe une autre classe de sondes qu'on peut appeler spéciales, soit parce qu'elles sont restées circonscrites dans la pratique de certains chirurgiens, soit parce qu'elles sont exclusivement réservées pour quelques états pathologiques déterminés. Nous citerons les formes suivantes.

La sonde essayée par Récamier, laquelle forme à peu près la moitié d'un cercle de 18 à 19 centimètres de diamètre. Elle est demeurée inconnue et étrangère à la pratique.

(1) *Dictionnaire de médecine et de chirurgie* en 13 vol., art. *Algalie*.

La sonde des vieillards de M. Amussat, qui se rapproche de la nôtre au point de pouvoir passer pour identique.

La sonde que M. Leroy (d'Étioles) a fait représenter dans son *Traité des angusties*, et qui offre une courbure aussi profonde, mais plus grande que celle de la sonde ordinaire. En établissant rigoureusement la forme de cette courbure nouvelle, M. Leroy a donné le premier un exemple qui mérite d'être suivi (1).

La sonde de M. Mayor qui présentait généralement une courbure plus vaste que celle de la sonde usuelle.

Comme type de la disposition opposée, on trouve la sonde à courbure courte et brusque, proposée par M. Heurteloup, sous le nom de sonde recto-curviligne. Les sondes à robinet qu'on trouve jointes à certains appareils de lithotritie affectent cette forme qui a si peu répondu à ce qu'on en attendait qu'elle est généralement abandonnée.

Enfin les sondes coudées plutôt que courbées vers leur extrémité dont MM. Mercier, Leroy et Civiale réclament également l'invention.

Si l'on met de côté ces derniers instruments et ceux qui n'ont été employés que contre certains états pathologiques bien définis, pour considérer seulement les sondes évacuatrices destinées à l'usage général, il reste à examiner un certain nombre de formes employées à diverses époques et qui diffèrent tellement les unes des autres qu'on est surpris de les voir successivement appliquées au même usage avec un succès à peu près égal.

Ces formes sont comme les points de départ de toutes les modifications de la courbure de la sonde évacuatrice. Elles sont au nombre de cinq, appartenant chacune à une période historique bien déterminée. Elles se présentent ainsi dans l'ordre chronologique.

1° La sonde ancienne de Celse, de Pompeia, offrant une courbure peu profonde, mais assez étendue et que l'on peut dire allongée.

2° La sonde de Paré qui vient après elle dans l'ordre chronologique est nettement caractérisée par une courbure plus profonde et plus brusque.

3° La sonde de Dionis, de Garengeot, de Heister dont la courbure est à la fois plus longue et plus profonde, et présente un renflement ou panse

(1) *Urologie*, p. 274.

imité de la forme du cathéter cannelé dont la lithotomie venait de s'enrichir.

4° La sonde de Chopart, Desault, Boyer caractérisant une réaction contre les sondes à vaste courbure.

5° La sonde moderne ou de l'école de Dupuytren, qui marque un retour vers les formes à courbure plus profonde.

Mais en tenant compte d'analogies très sensibles, on voit que ces formes se réduisent à trois. Il semble, en effet, que les chirurgiens ne pouvaient garder longtemps l'usage du même instrument, et par contre dans leurs changements successifs on les voit se borner en quelque sorte à parcourir le cercle déjà tracé par leurs prédécesseurs ; c'est ainsi que les chirurgiens du XVIIIe siècle reviennent à la sonde des anciens et que ceux du XIXe reproduisent à peu près celle de l'époque d'A. Paré.

Ces trois formes ou types fondamentaux sont donc :

1° La sonde des anciens, de Chopart et de Boyer.

2° La sonde de Paré et des modernes.

3° La sonde cathéter des chirurgiens du XVIIIe siècle.

L'usage de ces formes n'a d'ailleurs rien d'absolu et l'on peut croire qu'aux époques où elles étaient employées, les chirurgiens ont dû parfois se servir de courbures différentes, s'écartant plus ou moins de la forme usitée pour se rapprocher d'une autre. Mais cette circonstance ne saurait infirmer ce fait bien démontré, que chacun de ces types a régné dans la pratique à diverses époques, pas plus qu'elle n'affaiblit les remarques que nous devons présenter à leur égard.

Le moment n'est pas venu de comparer la forme de ces sondes à celle du canal de l'urèthre, mais il importe de remarquer que toutes ces transformations qui ne pouvaient avoir autre but que de mettre la courbure de l'instrument en rapport avec la disposition du canal ne s'appuient cependant sur aucune recherche clinique ou anatomique, qui puisse légitimer la préférence accordée à une sonde nouvelle, et l'on serait tenté de supposer que ces changements se sont opérés sous le coup d'épreuves insuffisantes, sinon par suite du caprice ou du besoin de nouveauté dont les chirurgiens n'étaient certainement pas exempts. N'a-t-on pas lieu d'être surpris de cette absence de motifs déterminants quand on voit la sonde cathéter du XVIIIe siècle subitement remplacée par l'algalie de Chopart dont la forme est pour ainsi dire complétement opposée.

Pour saisir le véritable caractère de chacun de ces trois types, il ne saurait suffire de les désigner par des expressions aussi vagues que celles dont se sont servis les auteurs jusqu'à ce jour en qualifiant la courbure employée de légère, petite, grande, égale..., ce qui ne saurait donner une idée même approximative de la forme de leurs instruments. L'imperfection de la technologie concorde ici naturellement avec l'instabilité de la pratique. Il ne suffirait même pas pour apprécier les analogies et les différences existant entre les diverses formes dominantes, d'un simple coup d'œil jeté sur les figures qui ont été données, ce mode de comparaison n'étant point exempt d'incertitude et d'erreur.

Il faut pour atteindre le but étudier chaque forme spéciale géométriquement, la rapporter à une courbe connue particulièrement au cercle, mesurer le diamètre de celui-ci, l'étendue de l'arc emprunté, tenir compte de l'angle formé en arrière de la convexité par la rencontre de l'axe du bec de la sonde avec celui de la partie divise. Ce n'est qu'à l'aide de procédés de ce genre qu'on parvient à démontrer rigoureusement la forme d'une sonde, et à la comparer avec les autres.

C'est en suivant cette méthode que nous allons étudier les trois types qui ont été signalés.

Premier type. — La sonde des anciens, la sonde de Pompeia, représentée par Lassus, offre une courbure qui comprend un peu moins de la moitié de sa longueur. Cette courbe n'appartient pas décidément à un cercle, mais elle s'en rapproche beaucoup. En la mettant en contact avec une circonférence de 16 centimètres (6 pouces) de diamètre, on voit qu'elle s'applique presque complétement sur elle dans une étendue qui dépasse un peu le sixième et qu'on peut estimer à 6/30. Les chirurgiens de la fin du XVIIIe siècle, abandonnant la sonde-cathéter précédemment en usage, ont donc copié très exactement, sans s'en douter, la sonde des Grecs et des Romains en prenant pour type de la courbure une portion d'un cercle de six pouces de diamètre. Une telle courbure a peu de profondeur, mais elle est égale, c'est-à-dire que toutes ses parties s'incurvent au même degré.

L'axe du bec de cette sonde et celui de la portion droite de son corps se rencontrent en arrière de sa convexité sous un angle obtus de 116 degrés, condition importante à noter pour l'étude du cathétérisme. En effet, si, comme nous le démontrerons plus tard, et comme l'ont reconnu d'ailleurs certains chirurgiens, Boyer entre autres, les sondes courbes sont transformées en un levier du premier genre par le mouvement d'abaissement nécessaire pour les faire cheminer dans l'urèthre, il devra arriver que, sous l'empire d'un abaissement poussé un peu trop loin, le bec de la sonde porte plus ou moins fortement contre la paroi supérieure du canal et tende à la soulever dans ce point. Mais d'autre part, et c'est surtout ce que nous tenons à faire remarquer, quel que soit l'abaissement donné au pavillon de la sonde des anciens, le bec de cet instrument ne saurait porter perpendiculairement sur la paroi supérieure de l'urèthre. Il se présentera toujours au contraire avec une grande obliquité par suite de la réunion des deux bras de levier sous un angle plus ouvert que l'angle droit.

Deuxième type — La sonde d'A. Paré offre des conditions bien différentes. La courbure occupe à peine un tiers de la longueur de l'instrument et se trouve par conséquent plus courte que celle des anciens. Elle est par contre beaucoup plus profonde et plus exactement circulaire. Elle représente très sensiblement le quart d'un cercle de 9 centimètres de diamètre. L'axe de son bec tombe perpendiculairement, ou sous un angle de 90 degrés, sur celui de la portion droite. Il s'ensuit que cette espèce de sonde, agissant comme un levier du premier genre pendant le mouvement d'abaissement, peut présenter son bec perpendiculairement à la paroi supérieure du canal et qu'elle diffère beaucoup sous ce rapport comme sous beaucoup d'autres de la sonde des anciens.

La sonde actuellement usitée en France se rapproche beaucoup de la précédente; seulement elle appartient à un cercle plus grand, mesurant 10 centimètres de diamètre au lieu de 9 comme celle de Paré ; elle forme le quart de la circonférence et présente son extrémité relevée à angle droit sur le corps de l'instrument. Elle engendre aussi les mêmes résultats lors de l'exagération du mouvement d'abaissement.

Troisième type. — La sonde en forme de cathéter offre une disposition qui ne laisse entre elles et les précédentes que bien peu d'analogie. Son incurvation n'est plus uniforme, elle affecte au contraire une grande irrégularité. La courbure générale se compose pour ainsi dire de trois courbures partielles, et dans son ensemble comme dans ses parties elle est évidemment bien plus appropriée à l'opération de la taille qu'à la simple manœuvre du cathétérisme évacuateur. Cette courbure commence d'une manière brusque par un coude arrondi qui marque la terminaison de la partie droite. Ce coude est destiné à permettre que la convexité fasse saillie en avant de l'axe de la sonde. C'est cette saillie que les chirurgiens désignaient sous le nom de ventre ou panse, qui servait dans la lithotomie à soulever le périnée, mais elle ne pouvait être d'aucune utililité sur une sonde évacuatrice. Si l'on abaisse l'axe de la partie droite de la sonde jusque sur la partie coudée, on peut mesurer la saillie que forme la panse en avant de cette ligne. Elle est peu considérable dans la sonde d'Heister, et très forte au contraire dans celle de Dionis. On observe aussi que la portion la plus convexe de ce renflement n'occupe pas la même place, de telle sorte qu'il est situé en haut dans la dernière sonde et en bas dans la première; d'où il résulte comme troisième caractère différentiel que la portion appelée bec de la sonde est courte et recourbée dans un cas, tandis qu'elle est longue et presque droite dans l'autre. Un caractère commun à toutes les sondes de cette espèce et qui les distingue nettement des deux autres types, c'est l'ampleur de leur courbure; celle-ci étant à la fois longue et profonde. Si, pour la comparer aux autres, on la met en rapport malgré son irrégularité avec une circonférence de 11 centimètres de diamètre, on voit qu'elle embrasse plus du quart, et presque le tiers du cercle. Cette disposition spéciale lui permettrait d'éviter le mouvement de levier que présentent inévitablement, les deux autres types, si d'autre part l'irrégularité de la courbure ne venait amoindrir cette heureuse condition et créer de nouvelles causes de difficultés. C'est là ce qu'ont entrevu certains auteurs, Chopart et Boyer par exemple, en disant que, si on augmente la courbure, si on leur donne une plus grande panse, on éprouve plus de difficulté à les introduire. Nous pensons que la disposition rectiligne du bec de cet instrument peut être accusée, au moins autant que la cause indiquée par ces chirurgiens, d'être la source des difficultés constatées.

Une conséquence de l'examen auquel nous venons de nous livrer, c'est qu'on ne trouve à aucune époque, dans la pratique habituelle, de courbure régulière présentant environ le tiers d'un cercle de 11 à 12 centimètres de diamètre. Cette circonstance doit d'autant plus étonner que ce type était comme un intermédiaire obligé entre les deux plus anciens. Le premier représentait une courbure longue et peu profonde, le second une courbure plus courte mais très profonde. Il semblait dès lors naturel d'expérimenter comparativement une courbure à la fois longue et profonde. C'est ce qui n'a point été fait d'une manière satisfaisante, les chirurgiens qui s'engagèrent dans cette voie s'étant égarés dès les premiers pas en confondant les nécessités de la lithotomie avec les indications du cathétérisme. Erreur d'autant plus regrettable, que ce genre de courbure beaucoup mieux approprié à la forme de l'urèthre, présente encore l'avantage de ne point nécessiter de mouvement d'abaissement et d'éviter par conséquent l'action de levier qui constitue une des grandes causes de difficultés dans le cathétérisme, lorsque le canal a perdu avec sa souplesse, la faculté de se redresser.

Cependant, si cette courbure n'a jamais été d'un usage général, elle a du moins été employée accidentellement contre certaines causes de rétention d'urine. C'est surtout chez les vieillards qu'elle avait été employée et elle a même été adoptée dans ce cas par certains chirurgiens, tandis que d'autres continuaient à partager les préventions de Chopart et Boyer contre les grandes courbures.

Parmi les praticiens qui en ont au contraire reconnu les avantages, il est remarquable de trouver l'auteur des travaux sur le cathétérisme rectiligne. Amussat, qui a fait construire une sonde à grande courbure qu'il appelle sonde des vieillards, et dont nous avons vu le modèle chez M. Charrière en avril 1854; si Amussat a publié quelque chose relativement à l'usage de cette sonde, son travail n'était point venu à notre connaissance.

Parmi les praticiens qui avaient reconnu l'avantage des sondes à vaste courbure, nous citerons encore M. Hutin, chirurgien en chef des invalides, qui, par son expérience personnelle résultant d'une position spéciale, était parfaitement à même d'éclairer cette question. Les sondes de gomme élastique dont il fait habituellement usage ont reçu à l'avance une courbure qui les rapproche beaucoup de celle que nous proposons. Aussi a-t-il conçu tout d'abord pour celle-ci une opinion favorable dans laquelle il a été confirmé par l'essai qu'il a bien voulu en faire.

Il faut encore citer à ce sujet le passage suivant emprunté à M. Baumès. « Les sondes fortement courbées comme celle de M. Mayor sont supérieures pour cette exploration à toutes les autres. En effet, le malade étant debout et la verge relevée, une de ces sondes introduite suit tellement la courbure du canal, se trouve si bien modelée sur cette courbure et entre tellement par son propre poids sans imprimer aucun mouvement d'élévation ou d'abaissement à la main qui la guide, que, lorsque son extrémité vésicale est arrivée vers la portion prostatique du canal, vers le col de la vessie, elle exécute elle-même le mouvement de bascule sans que la main soit obligée de le lui imprimer autrement qu'en la soutenant et par une très légère pression. De cette manière le malade n'éprouve qu'une sensation ordinaire de frottement là où le canal est sain, mais il éprouve une véritable douleur, une cuisson plus ou moins forte là où le canal est malade. Si au contraire on fait usage des sondes à petite courbure et si surtout on sonde le malade étant couché, le mouvement de bascule qu'on est obligé d'imprimer à l'instrument vers la courbure du canal s'accompagne généralement, quoi qu'on fasse, d'un frottement, d'une pression plus ou moins brusque qui peuvent faire éprouver au malade une douleur là où il n'y a pas de mal et induire en erreur sur le véritable siége de l'affection morbide (1). » M. Baumès a parfaitement saisi la différence qui existe au point de vue de l'introduction entre la sonde ordinaire et celles qui ont une plus vaste courbure. Il a surtout bien apprécié la véritable cause des avantages que présentent ces dernières : savoir la concordance des courbures, et la neutralisation presque complète du mouvement de bascule qui est une source de douleur et d'obstacle avec la sonde ordinaire. Tous les praticiens avaient remarqué que les sondes de Mayor entraient généralement avec une grande facilité, mais personne encore n'en avait si bien indiqué la véritable cause.

(1) *Précis théoriques et pratiques sur les maladies vénériennes.*

FIGURE 1.

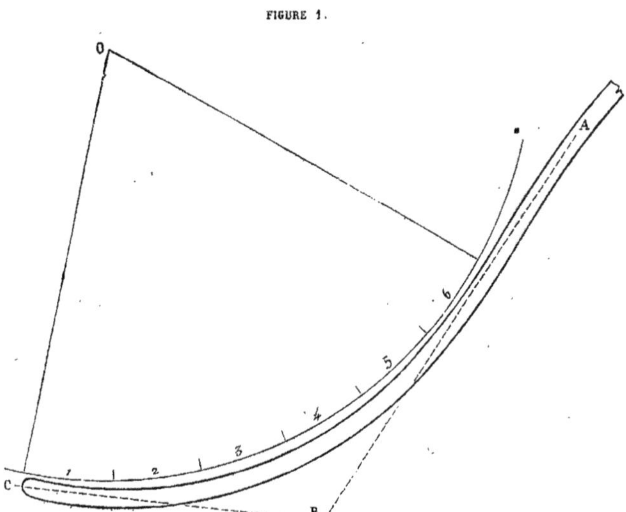

FIGURE 1. — Sonde des anciens, trouvée à Pompeïa (Lassus) et qui se rapporte bien à la description donnée par Celse ; mise en rapport avec un cercle de 16 centimètres de diamètre OC, elle correspond à un peu plus du sixième (5/30) de la circonférence et en embrasse à peu près 6/30. L'axe de la partie droite AB, rencontre l'axe du bec BC sous un angle obtus de 116 degrés.

FIGURE 2.

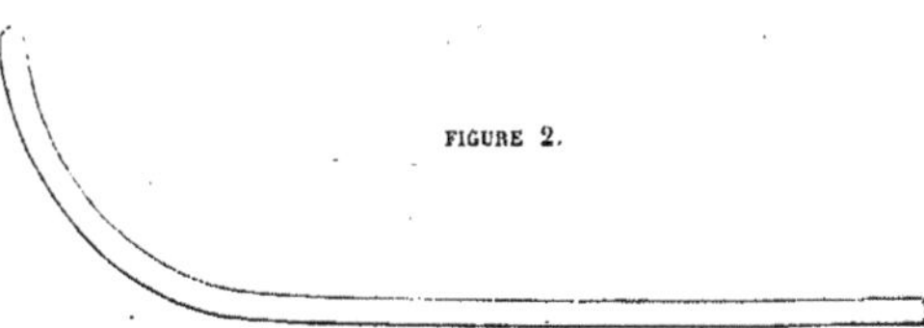

FIGURE 2. – Sonde de A. Paré, empruntée à l'édition Malgaigne et représentée demi-grandeur.

FIGURE 3.

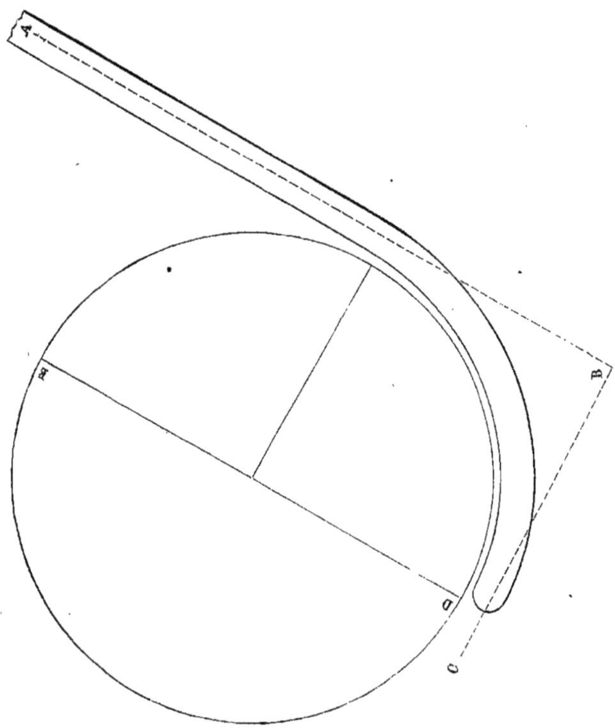

Figure 3. — Le même instrument ramené à la grandeur habituelle. Sa courbure forme le 1/4 d'un cercle de 9 centimètres de diamètre DE. L'axe de la portion droite AB, tombe à angle droit sur l'axe du bec BC.

FIGURE 4.

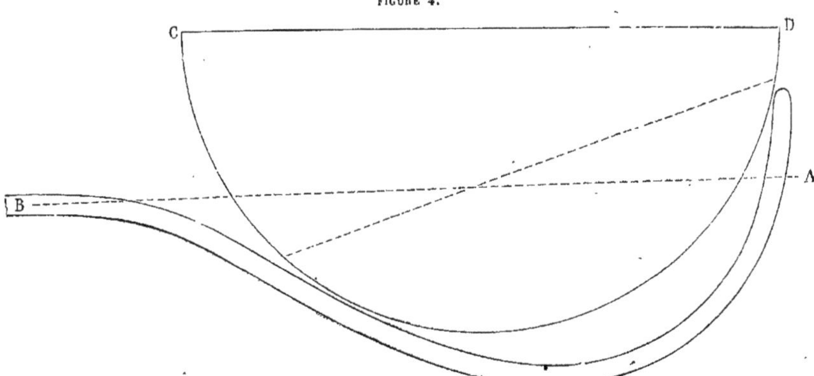

FIGURE 4. — Sonde de Dionis : elle a une courbure irrégulière mise en rapport avec un cercle de 11 centimètres de diamètre CD, elle en embrasse à peu près le tiers. L'axe de la portion droite AB passe bien en avant de sa convexité.

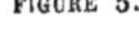

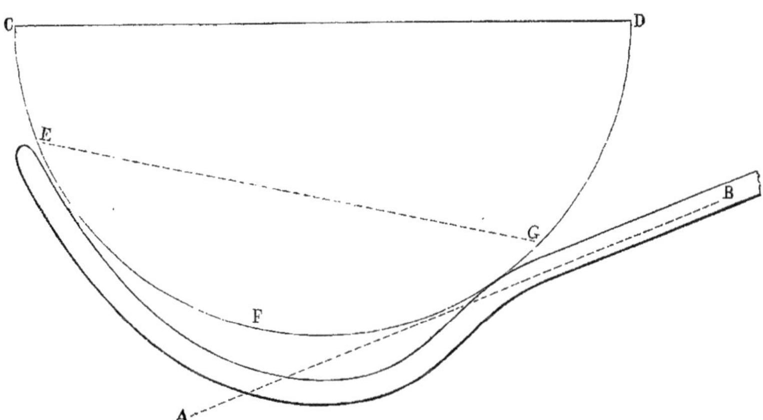

FIGURE 5. — Sonde d'Heister, également de courbure irrégulière mise en rapport avec un cercle de 11 centimètres de diamètre CD ; elle en forme moins du tiers, mais bien plus que le quart E F G. L'axe de la partie droite *a b* passe très près de la convexité. Le bec de la sonde est presque droit dans une grande étendue.

FIGURE 6.

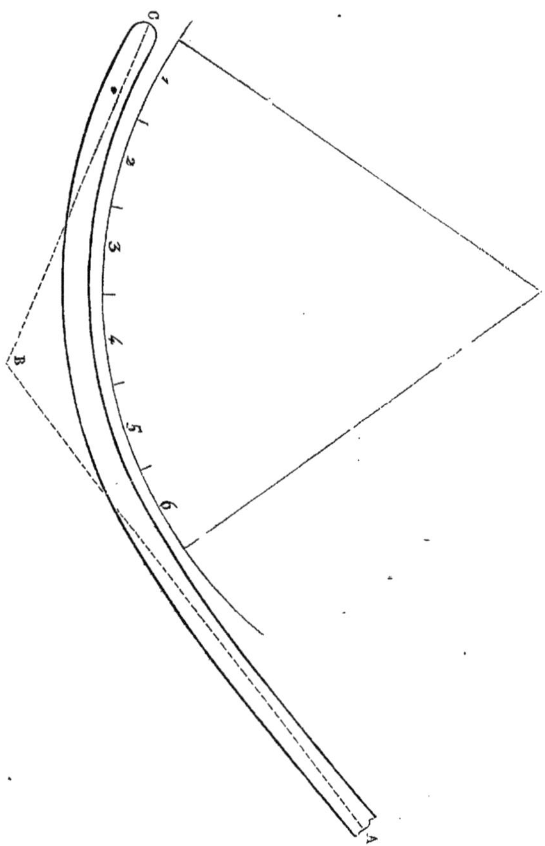

FIGURE 6. — Sonde de Chopart, Desault et Boyer. Même disposition que la sonde des anciens. (Voyez figure 1.)

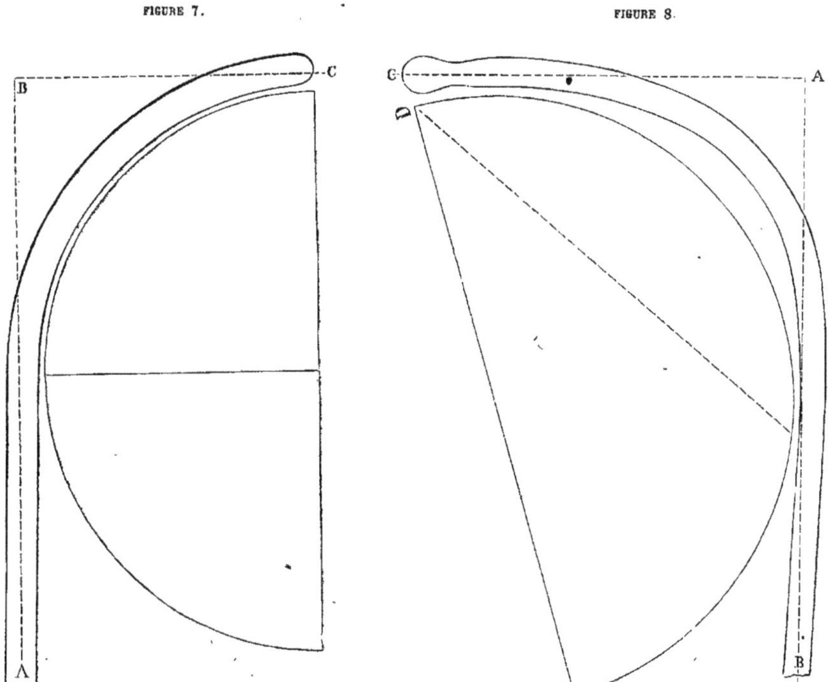

FIGURE 7. — Sonde ordinaire. Sa courbure forme le quart d'un cercle de 10 centimètres de diamètre; l'axe de la portion droite AB rencontre à angle droit l'axe du bec BC.

FIGURE 8. — Le cathéter actuellement usité pour la lithotomie, sa courbure rapprochée d'un cercle de 11 centimètres de diamètre DE en embrasse à peu près le tiers; mais elle ne s'applique pas dessus exactement, elle s'en éloigne en C, ce qui donne au bec une direction perpendiculaire, qu'il n'aurait pas sans cela. Son axe CA touche en effet à angle droit sur celui de la partie droite AB.

FIGURE 9.

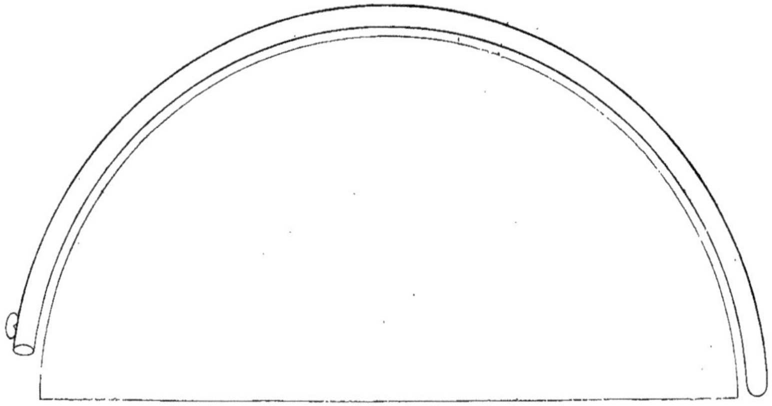

FIGURE 9. — Sonde mise en usage par Récamier pendant quelque temps. Elle représente la moitié d'une circonférence de 18 centimètres de diamètre.

FIGURE 10.

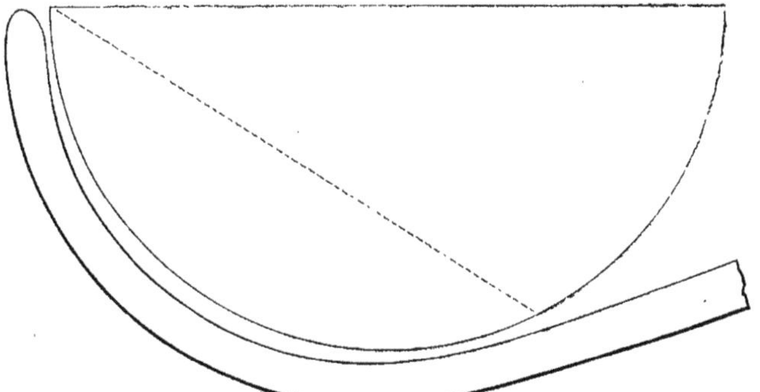

FIGURE 10. — Sonde d'Amussat, pour les vieillards : elle représente sensiblement le 1/3 d'un cercle de 12 centimètres de diamètre.

FIGURE 11.

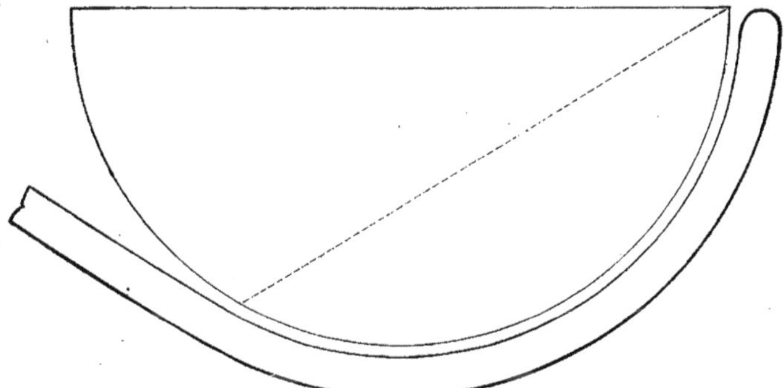

FIGURE 11. — SONDE NOUVELLE offrant exactement, dans sa courbure, le 1/3 d'un cercle de 12 centimètres de diamètre.

FIGURE 12.

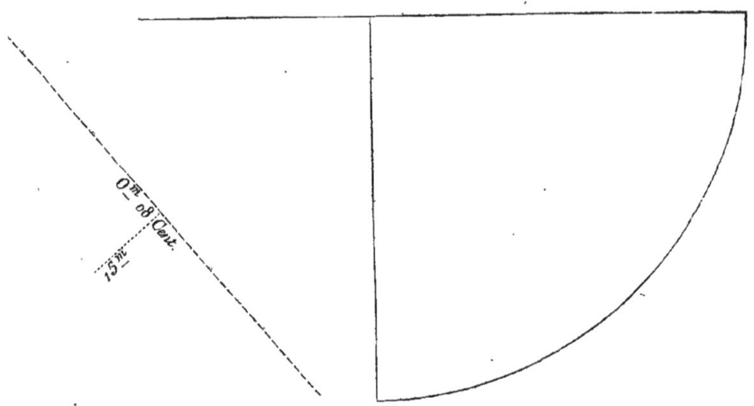

GURE 12. — Sonde de M. Leroy (d'Étiolles). Il indique pour mesure un arc ayant 8 centimètres de corde et 15 millimètres de flèche. Cette manière de mesurer nous paraît moins simple que celle que nous avons adoptée. Cette sonde, mise en rapport avec un cercle de 12 centimètres de diamètre en embrasse presque le quart. Elle est donc analogue à la sonde de Paré et à celle des modernes, en ce sens qu'elle répond à un angle droit. Mais sa courbure est plus grande puisqu'elle appartient à un cercle de 12 centimètres au lieu de 10 centimètres. L'axe de son bec forme également la perpendiculaire sur celui de sa tige.

FIGURE 13.

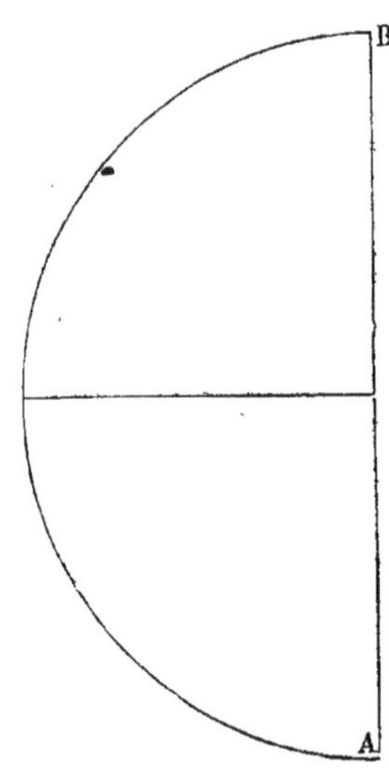

FIGURE 13. — Sonde *recto-curviligne* de M. Heurteloup appartenant encore à la classe des courbes qui forment le quart d'un cercle et dont le bec se relève à angle droit sur la tige. Elle appartient à un cercle de 8 centimètres de diamètre *ab*, le plus petit de tous ceux qui ont été mis en usage. Il est reconnu, ainsi que le dit M. Leroy, que ces sondes métalliques en courbures *brusques et courtes* ont beaucoup de difficultés à pénétrer dans la vessie lorsque la prostate est engorgée.

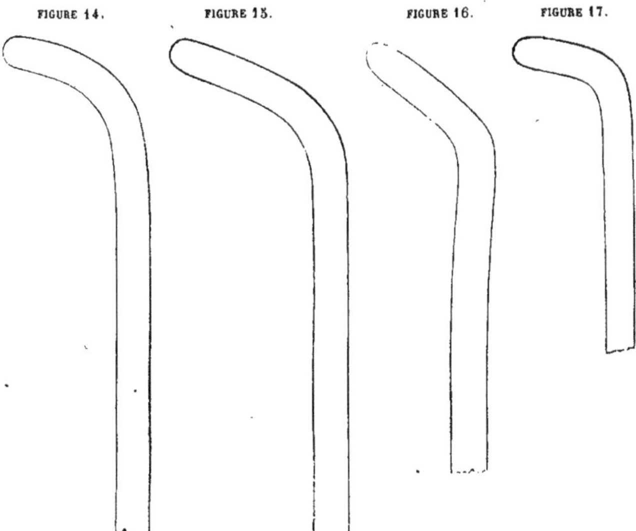

FIGURES 14, 15, 16, 17. — **Instruments que nous désignons sous le nom de sondes coudées, parce qu'elles présentent bien plutôt un coude plus ou moins marqué qu'une véritable courbure. On peut constater d'ailleurs que ce coude est en général obtus, plutôt que droit, qu'en un mot ce bec de l'instrument qui présente une ligne droite ne forme pas la perpendiculaire à l'axe de la tige comme dans les sondes qui répondent à un quart de cercle. Cette circonstance jointe à la brièveté du petit bras de levier, constitué par le bec, doit faire séparer complétement ce genre de sonde de tous les autres au point de vue du mécanisme de leur introduction. C'est à cette forme que se rattachent la sonde de M. Mercier, les sondes à béquilles de M. Leroy, le percuteur de M. Heurteloup.**

CHAPITRE III.

> « Le chirurgien ordinaire et trois autres n'en purent venir à bout. Le malade fut pourtant sondé, mais ce ne fut pas par le plus habile. Il y a, si j'ose le dire, quelquefois du caprice. »
>
> J.-L. PETIT.

Quels ont été les résultats pratiques obtenus de ces diverses formes successivement données à la sonde ?

Ils ne paraissent pas présenter entre eux de grandes différences, et à en juger par ce qu'en disent tous les auteurs, ils seraient loin d'être complétement satisfaisants.

Boyer qui se servait comme les anciens d'une courbure longue et peu profonde, s'exprime ainsi : « Lorsqu'il n'y a aucun embarras dans l'urèthre, les chirurgiens qui ont l'habitude de sonder pénètrent ordinairement sans peine et sans efforts dans la vessie. Mais cette opération si simple pour eux devient souvent difficile pour ceux qui n'ont pas la dextérité convenable pour l'exercice du cathétérisme, ou qui n'ont pas multiplié les épreuves de cette opération sur le cadavre. »

Les choses n'avaient donc pas beaucoup changé depuis l'époque où J.-L. Petit, qui se servait du même instrument, écrivait ces lignes : « Ce n'est pas une honte de ne pas réussir dans une première tentative, ce que l'on n'obtient pas dans un moment on l'obtient dans un autre. J'assistai une fois avec plusieurs de mes confrères, à cette opération. Le chirurgien ordinaire et trois autres n'en purent venir à bout. Le malade fut pourtant sondé, mais ce ne fut pas par le plus habile. Il y a, si j'ose le dire, quelquefois du caprice. Cela peut dépendre de quelques circonstances que souvent on ignore dans un temps, mais que l'on découvre après. » On trouve encore dans le même auteur un exemple curieux de ce qu'il appelle le caprice. Un homme atteint de rétention d'urine ne put être sondé par son chirurgien ordinaire et se présenta chez un autre qui réussit, mais le lendemain ce fut celui-ci qui échoua, tandis que le chirurgien du malade parvint à son tour dans la vessie.

En changeant d'instrument les chirurgiens du XIXe siècle ne parvinrent point à éviter ces écueils. Nous en citerons deux des plus expérimentés.

Dans les cas les plus simples, dit M. Roux, alors même que l'urèthre est parfaitement libre, l'introduction d'une sonde dans la vessie exige encore un certain art. Et dans les cas très fréquents où il existe un obstacle quelconque, le cathétérisme chez l'homme est une des opérations les plus difficiles qu'il y ait en chirurgie. C'est une de celles qui demandent une parfaite connaissance de la disposition naturelle des parties sur lesquelles on agit, en même temps qu'une plus grande habitude de voir et de faire (1). »

On a vu, dit à son tour M. Civiale, des praticiens d'ailleurs fort habiles, ne pouvoir franchir la courbure même dans des cas où il n'existait aucun rétrécissement, et, quoique le fait paraisse à peine croyable, on ne saurait le révoquer en doute. » Et comment révoquer en doute un fait qui venait inévitablement se reproduire de temps à autre, même sous la main des chirurgiens les plus rompus à l'exercice du cathétérisme?

L'expérience de tous les jours démontre que les difficultés se succèdent presque à chaque pas dans la pratique de cette opération pour le plus grand nombre des praticiens.

Quoiqu'au premier abord elle puisse paraître étrangère à notre sujet, leur étude est nécessaire pour préparer à la connaissance du mécanisme qui préside à l'introduction des divers instruments.

(1) *Dictionnaire* en 25 vol., t. VII, p. 4.

La première difficulté que rencontrent les personnes peu habituées à l'usage de la sonde, est de savoir à quel moment précis doit s'effectuer le mouvement d'abaissement. En général, on le commence d'autant plus tôt qu'on a moins d'expérience du cathétérisme. Les personnes qui débutent le font toujours prématurément. Cette circonstance implique déjà l'absence de données précises sur la situation que doit occuper la sonde dans le canal, pour que cette manœuvre devienne utile. Le point où doit être arrivée son extrémité est en effet vaguement indiqué par deux formules en quelque sorte contradictoires; certains auteurs disant mal à propos que le mouvement doit s'exécuter lorsque l'extrémité de la sonde est arrivée au niveau des pubis, tandis que les autres avec plus de raison indiquent de la commencer lorsque l'instrument est arrivé sous la symphyse. Nous démontrerons plus tard que, malgré son exactitude apparente, cette dernière formule est loin de constituer un guide sûr; pour le prouver, il suffirait encore d'invoquer l'expérience de chaque jour qui démontre que peu de praticiens échappent, à ce moment de la manœuvre, à une certaine hésitation dont nous aurons à faire connaître la cause.

Quant à la manière de pratiquer ce mouvement d'abaissement, le langage de la plupart des auteurs n'est pas fait pour la faire bien comprendre et rendre celui-ci plus facile. Ils se bornent à enseigner qu'on doit renverser le pavillon de la sonde vers les cuisses du malade de façon à ramener l'instrument à la position horizontale, quelques-uns même disent qu'il faut changer tout à coup de direction. Cette énonciation prise à la lettre conduit les personnes qui tentent le cathétérisme pour la première fois à cesser complétement le mouvement d'introduction pour le remplacer par une action de bascule qui porte infailliblement le bec de la sonde contre la paroi supérieure du canal.

On ne retrouve que dans un petit nombre d'auteurs le précepte de continuer le mouvement de propulsion pendant qu'on opère le renversement. M. Roux est peut-être de tous les chirurgiens modernes le seul qui ait bien exposé ce point de pratique. Cette donnée est cependant d'une telle importance dans la manœuvre du cathétérisme ordinaire, qu'on peut affirmer que celui-là réussira le mieux dans cette opération qui saura le mieux combiner ensemble les deux mouvements en raison de la forme du canal et du développement des organes sexuels. L'oubli de ce précepte est certainement une des causes d'embarras et d'échec chez ceux qui débutent, embarras que les praticiens plus expérimentés parviennent à éviter en s'astreignant pour faire avancer la sonde à ne lui donner qu'une faible impulsion, et à opérer le mouvement d'abaissement à l'aide d'une marche lente, graduée, uniforme, spécialement dirigée en raison des sensations fournies par le contact du bec de la sonde sur les parois du canal. Les praticiens consommés tâtent avec le bec de la sonde pour reconnaître et suivre la direction du canal. C'est ce qui fait que ce changement ou plutôt cette combinaison de mouvement est demeurée un fait purement pratique auquel l'enseignement dogmatique n'a guère le pouvoir d'initier, quand surtout il se borne à des indications aussi incomplètes, on pourrait presque dire aussi trompeuses que celles qui sont présentées par la plupart des écrivains.

Nous démontrerons que ce mouvement de bascule, source de tant de difficultés pour les personnes peu expérimentées, est la conséquence de la forme des instruments, qui, comme les sondes anciennes, doivent redresser une partie du canal de l'urèthre par l'abaissement forcé de la verge, tandis que ce mouvement et toutes les difficultés qui l'accompagnent sont presque complétement écartés dans le véritable cathétérisme curviligne.

Mais, à mesure qu'on avance dans l'exécution de l'opération, les difficultés se multiplient. Le passage de la sonde à travers la portion membraneuse et son entrée dans la portion prostatique sont trop souvent marqués par des embarras qu'on ne saurait guère éviter quand on ne connaît le cathétérisme que par ce qui en est dit dans les livres. D'ordinaire ces embarras résultent de la mauvaise direction imprimée à la sonde au moment où son extrémité doit se relever derrière la symphyse du pubis. On ne tient pas assez compte des dimensions réelles du canal ; on apprécie mal la distance à laquelle se trouve sa courbure tant au-dessous que derrière la symphyse des pubis. On méconnaît l'ampleur de l'incurvation uréthrale ; la sonde n'a point été poussée convenablement vers ces parties profondes, et la dernière partie du mouvement d'abaissement qui doit la conduire dans la vessie est exécutée prématurément comme la première. L'expérience seule apprend à éviter cet obstacle, à mieux apprécier l'étendue de la courbure uréthrale en arrière, et à explorer doucement chez le sujet soumis à l'expérience les variations qu'elle présente infailliblement d'un individu à un autre.

Il y a loin de là à ce qu'enseignent certains auteurs des rapports de l'urèthre avec la symphyse et de la direction à imprimer à l'instrument, en disant qu'il faut contourner les pubis en les rasant, ou qu'on doit en quelque sorte accrocher la symphyse avec le bec de la sonde. Ils donnent à penser qu'il existe un rapport immédiat entre ces diverses parties, ce que l'anatomie et l'expérience clinique démentent également. Ici encore la théorie et la pratique étaient sensiblement en désaccord, et la première s'égarait considérablement lorsqu'elle inspirait à Hey cette singulière doctrine : « Quand le chirurgien est assuré que la pointe de la sonde a passé ce point (l'angle de la symphyse), il la tire doucement vers lui en accrochant pour ainsi dire la pointe de l'instrument sur le pubis. Ensuite il en abaisse le pavillon et lui fait décrire un segment de cercle dont le centre est l'angle du pubis. Quand l'extrémité de la sonde est parvenue dans une position horizontale, la face concave étant tournée vers l'abdomen, il pousse la pointe de l'instrument en avant en le tenant serré contre la symphyse des pubis. » Les praticiens savent ce que valent de semblables préceptes et à quels résultats ils peuvent conduire les jeunes médecins ; mais ce qu'ils n'ont pas su apprécier, c'est la part qui revient à l'instrument dont ils se servent et au mécanisme qu'il nécessite.

Pour guider la sonde dans sa marche à travers le périnée, les uns placent la main sur la région bulbeuse de l'urèthre comme pour soutenir sa convexité qui s'y trouve engagée, les autres introduisent le doigt dans l'anus pour guider par son secours la pointe de l'instrument. La valeur de ces manœuvres est assez problématique, et si certains praticiens les préconisent, il en est d'autres qui les déclarent inutiles.

Enfin ces ressources n'étant pas toujours suffisantes pour mener à bien le cathétérisme dans des cas où l'absence de rétrécissement avait été bien constatée, on voit les auteurs se rejeter sur le spasme, sur les plis de la membrane interne, sur l'existence des lacunes; puis indiquer successivement l'essai de sondes plus grosses ou plus petites, l'usage de sondes flexibles avec ou sans mandrin. Celles-ci réussissent souvent à parcourir le canal, alors que des sondes métalliques moins volumineuses n'avaient pu pénétrer, et, chose digne de remarque, cette dernière circonstance d'ailleurs assez fréquente n'a point donné à comprendre que la courbure de la sonde était alors la circonstance prépondérante, et qu'il y avait lieu de déterminer par voie d'expérimentation celle qui pouvait s'adapter le mieux suivant les circonstances à la forme de l'urèthre.

Les difficultés qui se rencontrent pour franchir le col de la vessie ne sont ni moins fréquentes ni moins sérieuses que les autres, et passent pour être exclusivement la suite de l'inflammation, de l'hypertrophie du tissu prostatique, du développement de valvules ou de tumeurs; sans doute toutes ces conditions qui modifient les dispositions physiques ou physiologiques des parties peuvent par elles-mêmes créer des obstacles au cathétérisme. Mais leur influence diminue dès qu'on emploie un instrument à courbure convenable, au lieu d'une sonde qui redresse l'urèthre en froissant ces parois. Les deux observations que nous avons citées en sont des preuves entre tant d'autres.

Les travaux d'E. Home ayant appris depuis longtemps que l'accroissement de volume de la prostate augmentait la profondeur de la courbure du canal en reportant le col de la vessie en haut et en avant, on en avait déduit ce précepte de diriger le bec de la sonde vers ce point au moment où on termine le mouvement d'abaissement, et l'on avait même été conduit à préférer dans cette circonstance des sondes plus fortement courbées vers la pointe. J. Bell, Hey les conseillent déjà, et des auteurs plus modernes ont reproduit leur manière de faire. Nous avons déjà indiqué les sondes recto-curvilignes et leur peu de succès.

Des praticiens mieux inspirés ont augmenté à la fois la profondeur et la longueur de la courbure, en un mot l'ont rapportée à une moindre partie d'un plus grand cercle. C'est ainsi que M. Amussat et Hutin et sans aucun doute d'autres chirurgiens ont employé accidentellement des courbures se rapprochant sensiblement de la nôtre. Elles ont sur les sondes si bien nommées recto-curvilignes, l'avantage de ne pas redresser une portion de l'arcuréthral et d'éviter tous les inconvénients attachés à cette manœuvre.

Dans ce cas plus que dans tout autre les sondes de gomme élastique passaient souvent sans peine quand le plus habile praticien n'avait pas réussi à engager une algalie. Les sondes de gomme élastique à courbure fixe pénétraient généralement mieux que les autres, et bien avant l'époque où l'on a commencé à mettre en usage ce genre de sonde, Hey avait annoncé que quelquefois il était parvenu à introduire une sonde élastique, lorsqu'elle avait acquis une courbure assez résistante par le séjour prolongé sur un mandrin courbé qu'on retire au moment de s'en servir. L'expérience de chaque jour prouvait que les sondes flexibles qui avaient déjà servi pénétraient souvent mieux que les nouvelles, bien qu'elles eussent contracté par leur séjour dans le canal une courbure bien plus vaste que celle qui était donnée aux sondes métalliques et aux mandrins.

Un autre procédé qu'on attribue à Hey consistait à retirer le stylet introduit dans une sonde de gomme élastique d'une étendue de 3 à 4 centimètres. A l'aide de ce moyen dont Dupuytren faisait usage, on parvient quelquefois à surmonter l'obstacle. Nous démontrerons plus loin que dans ce cas comme dans quelques autres le succès est dû à une modification de la courbure dans le sens de celle que nous proposons.

En définitive, les auteurs sont d'accord pour indiquer la possibilité de nombreuses entraves, mais ils diffèrent complétement lorsqu'ils veulent en démontrer la nature, la situation et surtout fournir les moyens de les vaincre. Quelle était la raison de cette insuffisance de l'art? Peut-être un défaut de concordance entre la courbure de la sonde et celle du canal. Personne ne chercha dans cette supposition la cause des difficultés signalées; on crut la trouver dans un état anormal de l'urèthre, variable pour ainsi dire à chaque pas et pour chaque sujet. Ces difficultés se présentant spécialement chez les vieillards, parce qu'ils sont bien plus fréquemment atteints de rétention d'urine, on admit que chez eux l'urèthre dans sa partie postérieure prenait sous le coup de l'âge et des maladies antécédentes une disposition anatomique spéciale qui nécessitait aussi dans la sonde une forme différente, mais qu'on ne pouvait préciser d'une manière générale et qui ne pouvait être trouvée que par l'épreuve des divers moyens indiqués. D'autres praticiens cependant étaient arrivés à reconnaître dans ces cas la supériorité de la sonde à grande courbure, de là le nom de sonde des vieillards que M. Amussat avait donné à la sienne. Cette dernière donnée fournie par l'expérience prouvait déjà que le canal n'était point aussi variable dans sa forme qu'on aurait pu le supposer en voyant les doctrines accréditées sur ce sujet. Il en résultait tout au plus que chez les personnes âgées, le canal serait un peu plus long, un peu plus largement courbé que d'ordinaire.

A ceux qui voyaient exclusivement la cause des difficultés dans les valvules, la déformation de la prostate, la saillie du lobe moyen, et préconisaient contre ces états différents des moyens très variés, on pouvait donc déjà opposer les praticiens qui pensaient que ces conditions pathologiques n'avaient pas par elles-mêmes autant d'influence, puisqu'à l'aide d'une simple augmentation de courbure on parvenait à entrer dans la vessie avec une remarquable facilité. Toutefois les uns et les autres s'accordaient à reconnaître que ce changement de forme de l'algalie n'était utile chez les vieillards qu'en raison de l'altération de la courbure du canal, qui est sinon habituelle, du moins très fréquente chez eux; or cette explication était fondée sur un fait incomplétement observé, ainsi que nous le démontrerons dans le cours de ce travail.

CHAPITRE IV.

> Ce qui est imprimé dans tant de livres, ce que tant de professeurs enseignent, ce que tant de disciples répètent obtient force de loi, et prévaut contre les faits eux-mêmes. (Augustin THIERRY, *Lettre sur l'histoire de France.*)

Quelles sont aujourd'hui les données anatomiques les plus accréditées relativement à la forme de la courbure sous-pubienne de l'urèthre?

Elles peuvent se résumer ainsi : L'urèthre est droit depuis le gland jusqu'au bulbe. A partir de ce point qui répond à l'angle inférieur de la symphyse, le canal se dirige en haut en contournant à une certaine distance la partie inférieure et postérieure des pubis. Cette courbure est exclusivement formée par les portions membraneuses et prostatiques. Elle est fixe, bien que momentanément redressable, maintenue en avant par l'aponévrose moyenne et en arrière par le ligament pubio-prostatique. Sa longueur est à peine de 5 centimètres et demi (2 pouces), sa profondeur, peu considérable, varie avec l'âge (1).

Pour établir nettement ces faits, nous allons emprunter le texte des divers auteurs qui font autorité sur ce point.

M. Velpeau, évidemment placé en 1826 sous l'influence des idées

(1) Leroy (d'Étiolles), *Urologie*, p. 74.

régnantes qu'il s'efforçait cependant de secouer, écrivait ceci, au sujet de la véritable direction du canal : « En prenant l'urèthre et son bulbe d'avant en arrière, on voit qu'ils suivent une direction différente ; et cette particularité sur laquelle M. Amussat insiste pour prouver que le canal est droit ou presque droit, nous semble prouver précisément le contraire. En effet, si le pénis est dans l'érection ou s'il se trouve placé d'une manière quelconque dans la direction qu'il affecte alors, le bulbe se prolonge alors dans la même ligne comme pour aller à l'anus, c'est-à-dire que si l'urèthre suivait cette direction, il serait véritablement droit, et n'offrirait aucune courbure. Or il s'en écarte tellement au contraire, que, pour arriver à la portion prostatique, on est obligé de traverser les parties dans l'épaisseur d'un pouce et demi et quelquefois même davantage en pénétrant par le périnée. En conséquence, nous devons conclure qu'en passant sous l'arcade pubienne dans l'état naturel, l'urèthre se courbe d'une manière assez prononcée, mais que cette courbure peut être beaucoup diminuée et presque effacée même, si l'on exerce des tractions sur la verge, et de manière à permettre facilement l'entrée des algalies droites dans la vessie, quoiqu'il soit mieux pourtant d'employer des sondes courbes, toutes les fois qu'il n'y a point d'indication particulière qui réclame les autres. » En 1839 M. Velpeau ajoutait : « Dans le cas où la symphyse offre jusqu'à 24 et 25 lignes au lieu de 18 et 20, comme l'a rencontré M. Leroy, et comme j'en ai recueilli deux exemples, cette courbure serait tellement prononcée que l'introduction d'une sonde droite deviendrait au moins fort difficile, sinon tout à fait impossible (1). »

Dans ses belles recherches sur l'urèthre publiées en 1838, M. Malgaigne fait d'abord justice d'une opinion de M. Amussat, qui consiste à soutenir que dans l'état de vacuité du rectum la portion intra-pelvienne du canal était droite et même oblique d'arrière en avant et de bas en haut, et que ce n'était que par suite de la plénitude de l'intestin que la prostate remontait au point de rendre le canal oblique de haut en bas et d'arrière en avant. M. Malgaigne, cherchant ensuite à préciser la véritable position

(1) *Traité d'anatomie chirurgicale*, t. II, p. 307. — *Traité complet d'anatomie chirurgicale*. 1833, t. II, p. 291.

de la prostate, expose ainsi sa manière de procéder à cet égard : « Si l'or divise le périnée sur la ligne médiane de manière à pouvoir tendre un fil de la partie antérieure de la symphyse pubienne au sommet du coccyx, sans soulever aucunement les chairs, puis qu'avec un bistouri plongé perpendiculairement jusqu'au col de la vessie on mesure l'épaisseur qui sépare le col de la ligne coccy-pubienne, on trouve qu'elle va jusqu'à 10 et 11 lignes. Il est nécessaire d'ajouter que ces mesures ont été prises sur des sujets de de vingt à trente ans, morts de maladies internes et n'offrant rien de morbide du côté de la vessie, de la prostate et de l'urèthre. Maintenant, si nous savons à quelle distance de la face postérieure de la symphyse, l'urèthre s'ouvre dans la vessie, il sera facile d'en conclure sa direction. Or, sur presque tous les sujets que j'ai examinés la distance est d'un pouce et varie entre 10 et 13 lignes. Sur un vétéran elle atteignit à 16 lignes, mais ce fut le seul cas de ce genre. La symphyse ayant chez l'homme environ 2 pouces de hauteur, l'orifice interne de l'urèthre répond donc à peu près à la moitié de la face postérieure. Le résultat de tout ceci est que l'urèthre étant descendu de 4 lignes 1/2 au-dessous de la symphyse remonte en arrière à une hauteur de près de 15 lignes. Ce qui fait, comme on voit, une courbure énorme et nous éloigne beaucoup des données de M. Amussat. Ceci obtenu chez quelques sujets, je me suis servi de sa méthode en prenant bien soin de n'abaisser ni de relever aucun organe, et j'ai obtenu toujours des chiffres analogues. Bien plus, je ne les ai pas vus varier sensiblement, soit que le rectum fût vide, soit qu'il fût rempli. Le rectum se dilate surtout du côté du sacrum dont la convexité chez l'homme paraît destinée à le recevoir dans son état de réplétion. Comment se fait-il alors que l'on puisse introduire une sonde droite, le voici : La verge étant relevée de manière à former avec l'axe du corps un angle à sinus supérieur de 45 degrés, la sonde arrive sous la symphyse pubienne et la direction ascendante du reste de l'urèthre est telle, qu'elle fait alors à peu près un angle droit avec la sonde. Mais si l'on abaisse le pavillon de l'instrument en élevant son bec d'abord, on rapproche très facilement l'urèthre de l'arcade pubienne et on efface ainsi près d'un tiers de la courbure. En même temps on déprime la paroi inférieure de l'urèthre tout entier dans la portion pubienne, ce qui se fait plus ou moins facilement suivant les sujets.

Lorsque la sonde est abaissée de manière à former avec l'axe du corps un angle à sinus inférieur de 45 degrés, en d'autres termes quand on a fait décrire à son pavillon un quart de cercle, on se trouve dans la direction des portions musculeuses et prostatiques et l'urèthre est ramené à la condition d'un canal droit. Quand la prostate est hypertrophiée, l'extrémité interne de l'urèthre est plus élevée que dans l'état normal, il faut alors abaisser davantage le pavillon de la sonde pour arriver dans la vessie (1). »

La courbure de l'urèthre est ainsi reconnue et décrite par M. Cruveilhier : « La direction du canal de l'urèthre a été l'objet d'une étude toute particulière. Né du col de la vessie, ce conduit se dirige en avant et en bas. Parvenu sous la symphyse des pubis, il décrit une courbe légère à concavité supérieure, embrasse la symphyse, remonte un peu au-devant d'elle et se place ensuite dans la gouttière que présente inférieurement le corps caverneux. Bien que cette courbe ne soit pas assez inflexible pour s'opposer à la pénétration d'un instrument rectiligne dans la vessie, on aurait tort d'en conclure que le canal est lui-même rectiligne. Il faut se rappeler que les conduits organiques membraneux jouissent d'une souplesse, d'une dilatabilité qui leur permet de prendre la direction des instruments qu'on y fait pénétrer. Mais de l'effacement, de la disparition accidentelle des courbures à leur non-existence, il y a extrêmement loin. Disons en outre que la courbure du canal de l'urèthre est démontrée : 1° par ce fait qu'il est de toute impossibilité qu'une ligne droite s'étende du col de la vessie au point de réunion des corps caverneux avec l'urèthre en passant à plusieurs lignes au-dessous du bord inférieur de la symphyse ; 2° par la courbure que conservent les bougies placées à demeure dans le canal de l'urèthre ; 3° par la courbure que présente le moule obtenu par l'injection dans la vessie et dans le canal de l'urèthre d'une substance susceptible de s'y solidifier ; 4° par une section faite au canal de l'urèthre en place, suivant sa longueur. Il importe de remarquer que non-seulement il existe une courbure dans la portion du canal de l'urèthre qui répond à la symphyse, mais que cette courbure est fixe, permanente et n'est nullement modifiée par les tractions qu'on exerce sur la verge. Cette courbure est maintenue par les ligaments

(1) *Traité d'anatomie topographique*. 1838, p. 280.

pubio-prostatiques et par l'aponévrose périnéale moyenne que nous verrons former un espèce de collier fixe inextensible autour de la partie inférieure de la portion membraneuse du canal de l'urèthre à sa jonction avec le bulbe. » Plus loin, M. Cruveilhier ajoute en parlant de la portion spongieuse : « Sa direction, d'abord oblique de bas en haut et d'arrière en avant jusqu'au niveau du ligament suspenseur de la verge pour compléter la courbure commencée par la portion membraneuse, devient ensuite verticale descendante, ou verticale ascendante suivant la direction de la verge. La direction du bulbe étant très oblique et en avant, on serait tenté d'accorder au canal une courbure plus considérable que celle qu'il offre réellement, si l'on évaluait cette courbure en se guidant seulement sur la forme extérieure du canal (1). »

En 1844, M. Pétrequin exposait ainsi ce qui a trait à la courbure de l'urèthre : « Les portions prostatiques et membraneuses ont une direction ascendante et oblique en arrière. L'urèthre s'ouvre dans la vessie derrière la symphyse au-dessus du niveau de l'arcade sous-pubienne sous la symphyse même. Le canal m'a paru distant de 4 à 5 lignes de l'arcade. Il offre donc une grande obliquité en bas et en avant, jusqu'au point où il remonte devant la symphyse, ce qui lui imprime une courbure prononcée dans cette région. L'obliquité et la courbure peuvent augmenter dans certaines hypertrophies de la prostate qui relèvent l'orifice vésical. Le même effet peut avoir lieu dans l'état de plénitude de la vessie. Le canal sera donc d'autant plus courbe et plus oblique qu'un plus grand nombre de circonstances se trouveront réunies. Nous aurons dans un autre sens le secret des moyens les plus propres à se rapprocher de la ligne droite qui n'est pas sa direction naturelle, malgré ce qu'a pu dire M. Amussat. La portion membraneuse a réellement deux portions distinctes : l'une au-dessus de l'aponévrose moyenne du périnée, l'autre au-dessous, où elle change de direction en se portant en avant et un peu en haut pour marcher à la rencontre de la spongieuse. Cette dernière partie antérieure ou sous-aponévrotique de la portion membraneuse se trouve couchée sous l'extrémité antérieure de l'aponévrose moyenne, et s'avance par sa pointe

(1) *Traité d'anatomie descriptive*, 3e édition, t. III, p. 628.

sous la symphyse. Elle est taillée en bec de flûte et se complète par son union avec la spongieuse qui se prolonge en bas. M. Mercier a compris l'urèthre comme je l'indique ici. On s'explique très bien cette disposition par la situation inclinée du bassin et l'anatomie du périnée. L'urèthre n'est donc pas rectiligne, l'extrémité pénienne rencontre la sous-pubienne sous un angle et représente la direction d'une ligne brisée, le reste du canal qui correspond aux portions prostatiques et membraneuses et à la fin de la sous-pubienne figure une véritable courbe qui remonte obliquement en arrière (1). »

M. Sappey dans ses recherches sur la conformation de l'urèthre indique que la courbe uréthrale est formée par les portions prostatiques et membraneuses, puis il ajoute : « On voit les portions prostatiques et musculeuses de l'urèthre descendre en ligne droite (*sic*) du col de la vessie vers le bulbe, à l'entrée duquel la portion membraneuse perd sa direction descendante pour devenir horizontale, et la portion spongieuse remonter obliquement au-devant de la symphyse des pubis. » Et plus loin : « La sonde arrive d'un seul mouvement et sans difficulté jusqu'à l'extrémité de la portion spongieuse. Là elle rencontre un obstacle dû au changement de direction de l'urèthre qui, descendant jusqu'à l'origine du bulbe, devient ascendant plus loin (2). »

On remarquera qu'à l'exception de M. Sappey dont le mémoire est récent (1854), tous les auteurs qui viennent d'être cités se croient obligés de combattre les idées de M. Amussat, qui avaient pris assez de crédit pour faire tout au moins douter de l'existence de la courbure sous-pubienne de l'urèthre. Ils établissent d'abord que cette courbure, bien que redressable, est manifeste, et apportent à l'appui, des faits d'une valeur réelle. Cette condition anatomique n'étant plus contestée, nous nous bornerons à rechercher comment ils la présentent.

Pour tous la courbure de l'urèthre est formée par les portions prostatique et membraneuse. Elle commence à la vessie et se termine à la réunion de la portion membraneuse avec la partie spongieuse. Celle-ci n'est pas

(1) *Anatomie médico-chirurgicale*, p. 404.

(2) Sappey, *Recherches sur la structure de l'urèthre*. 1854, p. 2.

indiquée comme faisant suite à la courbure des parties profondes. Il y a au contraire dans ce point un changement de direction dans la marche de l'urèthre. M. Velpeau dit que le bulbe se prolonge en arrière vers l'anus, et que, si le reste du canal suivait cette direction, il serait droit, « ce qui veut dire que la portion spongieuse est droite. M. Malgaigne professe que, lorsque la sonde arrive sous le pubis, la direction ascendante du reste de l'urèthre est telle qu'elle fait alors à peu près un angle droit avec la sonde. » M. Pétrequin dit « que l'extrémité pénienne rencontre la sous-pubienne sous un angle et représente la direction d'une ligne brisée. Le reste figure une véritable courbe. » Enfin M. Cruveilhier paraît adopter un point de vue différent lorsqu'il dit en parlant de la portion spongieuse : « Sa direction, d'abord oblique de bas en haut et d'arrière en avant jusqu'au niveau du ligament suspenseur de la verge pour *compléter* la courbure commencée par la portion membraneuse, devient ensuite verticale descendante ou verticale ascendante suivant la direction de la verge. » Mais il se hâte d'ajouter à titre de correctif : « La direction du bulbe étant très oblique en haut et en avant, on serait tenté d'accorder au canal de l'urèthre une courbure plus considérable que celle qu'il offre réellement, si l'on évaluait cette courbure en se guidant seulement sur la forme extérieure du canal. » Ainsi l'apparence extérieure indique une courbe assez forte, mais cette apparence n'est point en rapport avec la réalité. Un tel désaccord méritait d'être prouvé par autre chose qu'une simple assertion. Or, pour démontrer la participation de la portion bulbeuse à la courbure de l'urèthre, il suffit d'invoquer les faits mis en avant par M. Cruveilhier pour démontrer l'existence de cette courbure elle-même.

Blandin, seul parmi les anatomistes modernes, a présenté d'une manière complète les données relatives à la conformation du canal, et c'est avec une véritable surprise qu'après avoir lu les auteurs cités, nous avons trouvé ce qui suit dans son *Anatomie topographique.* « L'ensemble de la portion périnéale de l'urèthre décrit ainsi une courbe ineffaçable à concavité supérieure qui appartiendrait à une circonférence de 5 pouces (13 centim.) de diamètre. Cette courbe est un effet nécessaire de la traction en haut de la prostate par le ligament pubio-prostatique, du passage de l'urèthre à travers l'aponévrose périnéale moyenne, assez loin au-dessous de la symphyse, enfin de la liaison de la verge au-devant du pubis par son ligament suspenseur. Elle est ineffaçable en raison du peu d'élasticité des parties fibreuses qui la déterminent. Lorsque le pénis est tiré en haut et couché sur le ventre, toute la partie périnéale de l'urèthre est tendue ; elle est au contraire relâchée, lorsque la verge est abaissée et tirée en avant. Les conséquences de ces faits directement applicables au cathétérisme avec des sondes courbes et droites sont évidentes. » Les mêmes idées un peu moins développées peut-être sont exposées dans la seconde édition du même ouvrage (1).

L'indication fournie par Blandin offre une précision inconnue jusqu'à lui : la courbure de l'urèthre commence au niveau du ligament suspenseur en avant de la symphyse pour finir en arrière à l'attache du ligament pubio-prostatique en passant vers sa partie moyenne à travers l'ouverture de l'aponévrose périnéale, à une distance assez considérable de l'arcade pubienne. De là trois points fixes qui limitent et déterminent l'incurvation de l'urèthre, et qui méritent d'en mesurer les dimensions. Elle se rapporte, suivant l'auteur, à un cercle de 13 centimètres de diamètre, mesure un peu exagérée peut-être, mais qui se rapproche beaucoup de celle que nous avons trouvée. Blandin a négligé de préciser la longueur de l'arc dont il a fixé le rayon, mais les indications qu'il a fourni sur les points extrêmes de la courbe uréthrale, permettent de la déterminer et de conclure qu'elle représente environ le tiers du cercle indiqué. A côté de faits si bien observés et si clairement exposés, on trouve à regret cette assertion si nettement démentie par l'expérience : « que la courbure est ineffaçable en raison du peu d'élasticité des parties fibreuses qui la déterminent. » Mais peut-être Blandin a-t-il seulement voulu dire qu'elle était permanente. Il n'ignorait point en effet qu'elle était momentanément redressable par des instruments droits, puisqu'il cite la possibilité du cathétérisme rectiligne que de récentes expériences venaient de démontrer.

Pour admettre que la courbure de l'urèthre est bornée aux portions prostatiques et membraneuses, il faut méconnaître à la fois l'évidence matérielle et la marche de la nature qui ménage partout un pas-

(1) *Anatomie topographique*. 1826, p. 377. 1834, p. 384.

sage gradué d'une forme à une autre pour éviter les transitions brusques.

Cette courbure est plus longue qu'on ne l'enseigne généralement. Elle offrirait à peine de 5 à 7 centimètres, suivant les auteurs, et c'est sur cette donnée que M. Leroy (d'Étiolles) s'est appuyé pour construire la sonde dont nous avons donné le modèle: « La longueur de la portion courbe de l'urèthre étant de 7 centimètres (deux pouces), l'ouverture de la courbure de la sonde doit avoir un peu plus, en sorte qu'une ligne tirée du bec de l'instrument au point où commence la courbure, c'est-à-dire la corde de l'arc, devra avoir 8 à 9 centimètres. » Cette sonde que M. Leroy appelle à grande courbure, est cependant encore au-dessous de la véritable dimension des parties. Pour le prouver, il suffirait d'interroger avec soin les conditions que citait M. Cruveilhier pour démontrer seulement l'existence de la courbure, conditions qui donnent aussi la mesure de son étendue. Tels sont: 1° la courbure que prennent les sondes et les bougies placées à demeure dans le canal de l'urèthre; 2° la forme que présente le moule obtenu par l'injection dans la vessie et dans le canal de l'urèthre d'une substance susceptible de s'y solidifier; 3° l'examen des parties en place sur une coupe verticale du bassin suivant la ligne médiane.

Dans toutes ces épreuves on constate que la courbe uréthrale a une forme et une étendue bien différentes de ce qu'elle devrait être suivant la description donnée par la plupart des auteurs, cette différence résultant spécialement de ce que l'extrémité postérieure de la portion spongieuse prolonge en avant de l'aponévrose moyenne la courbe formée en arrière par les parties prostatiques et membraneuses. Nous désignerons plus spécialement cette partie du canal sous le nom de portion bulbeuse. Cette participation de la portion bulbeuse de l'urèthre à la courbure uréthrale est encore démontrée par l'application des sondes à vaste courbure et du cathéter dans la taille périnéale. Non-seulement ces instruments passent sans difficultés, mais par leur forme ils s'accommodent si bien à toute cette portion de l'urèthre qu'ils ne déterminent aucun soulèvement forcé, aucun tiraillement douloureux. Enfin l'exploration extérieure suffirait pour établir de grandes probabilités en faveur de cette assertion. Elle permet en effet de constater que l'urèthre passe en se recourbant sous la racine des corps caverneux, pour gagner la partie centrale et profonde du périnée. La convexité que présente le canal dans cette région est sensible au doigt qui le suit à travers les parties qui le recouvrent, et visible quand on le met à nu par la dissection.

Il n'existe dans cette région aucune disposition qui puisse forcer l'urèthre à changer brusquement de direction, et lui faire un angle au point de réunion des parties bulbeuses et membraneuses. Les organes sur lesquels il s'applique tendent au contraire à lui donner une courbure régulière jusqu'au niveau de l'attache du ligament suspenseur. La disposition contraire aurait été d'ailleurs une dérogation de la nature à la marche qu'elle suit dans les circonstances analogues en procédant toujours par transitions graduées. L'incurvation modérée de la portion bulbeuse de l'urèthre était une condition transitoire nécessaire entre la forte courbure des portions profondes et la disposition rectiligne de la portion pénienne. La courbe que décrit cette partie bulbeuse est en effet moins profonde et surtout bien plus facilement redressable que celle des deux portions postérieures de l'urèthre. Mais, ainsi que l'a dit M. Cruveilhier en parlant de ces dernières, de là à la non-existence d'une courbure il y a infiniment loin. Et c'est à tort que celle-ci a été méconnue par les anatomistes modernes. Nous indiquerons plus tard quel rôle important elle est appelée à jouer dans le cathétérisme curviligne.

Pour nous comme pour Blandin, la portion courbe de l'urèthre commence en avant de la symphyse des pubis au niveau de l'attache du ligament suspenseur de la verge aux corps caverneux, pour se terminer en arrière au col de la vessie. Elle comprend, outre les portions prostatiques et membraneuses, une partie de la portion spongieuse. Cette partie qui se distingue par une dilatation correspondante au bulbe, et qui, à cause de cette condition, peut être appelée portion bulbeuse de l'urèthre, concourt à la formation de la courbe uréthrale dans une étendue variable, mais qui n'est pas moindre de 4 centimètres (1 pouce 1/2).

Elle est maintenue et déterminée indépendamment des autres parties qui l'environnent par trois points fixes, savoir : le ligament suspenseur de la verge en avant de la symphyse, l'aponévrose moyenne au-dessous, et les ligaments pubio-prostatiques en arrière. Ces agents ligamenteux sont susceptibles, de subir une certaine extension, certains déplacements qui permettent le redressement de l'urèthre et l'introduction dans ce canal de sondes diversement courbées et même droites. Cette situation est d'ailleurs tellement anormale que les agents ainsi conformés excitent de la douleur au bout de très peu de temps et ne peuvent être supportés, tandis que les larges courbures sont infiniment mieux tolérées. M. Leroy avait fait remarquer que les grandes courbures étaient spécialement applicables aux sondes qui doivent rester quelque temps dans le canal « parce que, grâce à cette forme, elles fatiguent moins. » Cette donnée pratique dont l'exactitude ne saurait être contestée et qui, comme celle que nous avons déjà rapportée, était restée sans explication, se trouve comme celle-ci dans le fait d'une concordance plus exacte entre la forme de l'instrument et celle de l'urèthre. De nombreuses conditions pathologiques qui portent leur influence sur les organes voisins aussi bien que sur les tissus du canal, peuvent entraver ou empêcher complétement ce redressement de la courbure uréthrale.

Les trois points d'attache varient quant à leur longueur, leur mobilité, leur extensibilité, leur situation, et ces différences qui correspondent en général aux variations individuelles dans la forme du canal ont des conséquences faciles à prévoir relativement au cathétérisme avec les instruments droits ou courbes.

La concavité uréthrale se rapporte assez sensiblement à une portion de cercle engendrée par un rayon de 6 centimètres. Elle comprend d'autre part un peu moins du tiers de cette circonférence.

Sans doute le canal est loin de présenter exactement la même disposition chez tous les sujets, mais à travers les nombreuses différences dues aux dispositions individuelles, à l'âge, à l'état morbide, on retrouve toujours une courbe plus profonde et plus étendue que celle qui a été admise par les auteurs.

CHAPITRE V.

> La plupart des hommes ne voient pas ce qui s'offre tous les jours à leurs yeux. Il faut qu'on le leur révèle, il faut qu'on leur apprenne à voir !
> (MALGAIGNE, *Disc. à l'Acad. de méd.*)

Le moyen dont nous nous sommes servi pour étudier la direction de l'urèthre n'a rien de nouveau. Il a déjà été employé dans des circonstances analogues, et notamment par MM. Amussat, Malgaigne, Cruveilhier, Sappey: c'est l'examen d'une coupe suivant la ligne médiane.

Il nous a paru le meilleur, parce qu'il expose moins que tout autre à prendre pour la nature elle-même le produit factice d'une préparation; parce qu'il conserve le plus possible de rapports entre les parties voisines et le canal.

Il serait superflu de s'arrêter à expliquer les causes qui ont amené de si grandes divergences d'opinion entre les observateurs qui se sont servi du même mode d'exploration, de rechercher comment M. Amussat est arrivé à voir par ce moyen que l'urèthre était droit, alors que pour MM. Malgaigne, Cruveilhier et Sappey il est évidemment courbe, mais en arrière seulement, tandis que nous qui avons mis en usage ce même procédé, nous voyons la courbure se prolonger jusqu'en avant. Les causes de toutes ces différences se trouvent dans la préoccupation d'esprit des observateurs et dans la facilité avec laquelle on imprime même involontairement à des parties molles une position particulière.

Nous avons cherché avec le plus grand soin à nous mettre à l'abri de cette cause d'erreur, voici comment nous avons procédé pour cela :

La peau et le tissu cellulaire sous-cutané sont incisés sur la ligne médiane depuis l'ombilic jusqu'à l'anus ; le scrotum fendu jusqu'au canal. Un cathéter introduit comme pour la taille périnéale sert ensuite à diviser la paroi inférieure de ce canal dans toute l'étendue de la portion spongieuse. Un couteau étroit, introduit dans la cannelure du cathéter, est poussé dans la vessie jusqu'à ce que sa pointe perce la paroi postérieure de cet organe. En pénétrant à cette profondeur, l'instrument divise la paroi inférieure du canal et les tissus qui l'avoisinent. Pour achever la section des parties molles, il suffit de presser fortement sur le couteau en le retirant, de manière à fendre d'un seul coup le bas-fond de la vessie, le périnée, le rectum et l'anus. On retourne ensuite en haut le tranchant de l'instrument, et on coupe également d'un seul coup la partie supérieure du canal sous le pubis et toutes les parties qui sont superposées. On divise le corps caverneux et la symphyse des pubis avec le scalpel, et il ne reste plus qu'à séparer la colonne vertébrale, et à scier le sacrum sur la ligne médiane.

Sur une pièce ainsi préparée il est facile de prendre une notion exacte de la direction de l'urèthre. Il suffit, pour se mettre en garde contre l'erreur, de conserver à chaque partie une situation naturelle, telle en un mot que toutes soient exemptes de plissement et de tiraillement. Les tissus conservent entre eux une union bien suffisante pour que la physionomie de la verge ne soit point altérée. Le ligament suspenseur de la région, l'aponévrose moyenne, les ligaments pubio-prostatiques gardent toute leur action sur la forme du canal, et pour distinguer nettement celle-ci, il suffit de donner aux parties mobiles, telles que la verge et la vessie, un support qui neutralise les effets de la pesanteur et les empêche d'exercer quelque tiraillement sur les parties voisines.

On constate alors à première vue que les corps caverneux dont l'urèthre suit la partie inférieure ne présentent pas une ligne droite dans ce point, et que leur disposition imprime à l'urèthre une certaine incurvation, de telle sorte que la courbure du canal commence bien réellement, comme l'a enseigné Blandin, au point correspondant à l'attache du ligament suspenseur, et qu'elle est par conséquent plus étendue qu'on ne le croit généralement.

Mais il ne pouvait suffire pour éclairer définitivement une question si obscure de constater sur quelques coupes successives la répétition d'un même fait, il fallait arriver à un résultat plus complet et surtout plus pratique ; déterminer par des recherches multipliées non-seulement la forme générale du canal, mais ses variations accidentelles. On ne pouvait espérer d'arriver à ce but qu'à l'aide d'une comparaison exacte de toutes ces épreuves entre elles, et pour arriver à ce dernier résultat, il fallait conserver l'empreinte fidèle de chaque pièce à mesure qu'elle se présentait ; il y avait là quelques difficultés d'exécution qui nous ont arrêté pendant un certain temps. Enfin après plusieurs essais infructueux nous avons adopté le procédé suivant, qui nous a paru offrir le plus de chance d'exactitude sans grande difficulté matérielle.

La coupe étant placée dans une situation horizontale et les parties disposées comme il a été dit de manière à éviter toute pression, tout tiraillement qui tendraient à altérer leur forme naturelle, du plâtre à mouler convenablement délayé a été coulé doucement sur cette surface pour obtenir d'abord une couche de 2 ou 3 millimètres. Au bout de quelques instants cette couche ayant pris un peu de solidité, une seconde couche épaisse de 5 à 6 millimètres doit être étendue sur elle. En procédant ainsi, on parvient en très peu de temps à donner au moule de plâtre l'épaisseur de 15 millimètres nécessaire pour qu'il soit solide. Il ne doit être enlevé que lorsqu'il a pris une fermeté suffisante, c'est-à-dire trois ou quatre heures après l'opération. Ce plâtre porte d'une manière nette l'empreinte des parties sur lesquelles il a été appliqué et dont l'image exacte est ainsi définitivement conservée.

Pour en obtenir la copie sur le papier, nous avons décalqué le plâtre en appliquant dessus une feuille de papier végétal, ce qui nous a permis d'obtenir un dessin d'une exactitude toute mathématique. C'est ainsi qu'ont été exécutées les 60 figures qui servent de base et de preuves à l'étude que nous allons faire.

Un premier coup d'œil jeté sur ces dessins permet de constater entre eux de nombreuses analogies et des différences non moins fréquentes: des analogies qui établissent le caractère fondamental d'unité; des différences qui se rapportent aux variétés individuelles ou aux altérations pathologiques. On découvre donc ici du premier abord la loi qui domine tous les êtres organisés: la variété dans l'unité.

Les variations naturelles dans la disposition du canal ne sont pas moins fréquentes que celles qui s'observent dans toutes les autres parties du corps. Elles portent à la fois sur la forme générale et sur celle de chacune de ses parties. Enfin on doit signaler des changements tout aussi communs dans ses rapports avec les organes voisins et particulièrement avec les pubis. L'urèthre s'en éloigne ou s'en rapproche quelquefois dans son ensemble et plus souvent dans une de ses parties, sans qu'on puisse rapporter la plupart de ces changements à une autre cause qu'à celle qui préside à toutes les variétés de forme qui se produisent dans le cercle de l'état normal. Et si l'on ajoute à ces différences congénitales celles qui résultent de l'état pathologique et de l'âge, il sera aisé de comprendre combien il est difficile d'arriver à donner une description exacte du canal, et combien surtout on connaîtrait mal cet organe si l'on en jugeait sur un type conventionnel, quelle que soit d'ailleurs son apparente légitimité.

Pour déterminer la position respective du canal et du col de la vessie par rapport au pubis nous nous sommes servi du procédé suivant. Partant de cette donnée d'ailleurs généralement admise que l'axe des pubis forme en avant avec la ligne horizontale un angle de 70 degrés, après avoir déterminé cet axe, il a suffi de tirer une ligne qui se coupe sous l'angle indiqué en passant par le centre du canal.

On doit reconnaître dans ce procédé deux avantages qui résultent précisément de ce que l'axe du canal est pris pour point d'intersection de la ligne qui va servir de base aux mesures à prendre. Le premier, c'est qu'il diminue autant que possible les chances d'erreur résultant des variations d'inclinaison du pubis, celle-ci n'étant pas toujours de 70 degrés; le second, c'est qu'il indique plus exactement qu'aucun autre de combien le col se relève, non-seulement par rapport à la partie inférieure de la symphyse, mais bien par rapport à la partie la plus déclive du canal; ce qui constitue, sinon la seule, au moins la principale indication réclamée par la pratique.

Étude de la courbure uréthrale.

A. *Unité de forme.* — Les caractères généraux de la courbure découlent de son étendue, de sa fixité, de sa direction, de sa forme, de sa mesure.

Étendue. — Un simple coup d'œil jeté sur ces copies du canal, démontre que la courbure uréthrale se prolonge en avant, bien au delà de l'extrémité antérieure de la portion membraneuse; toute la partie de la portion spongieuse qui lui fait suite présente également un certain degré d'incurvation. Il ne saurait y avoir aucun doute sur la part à faire à chacune de ces deux parties de l'urèthre, l'existence de la dilatation bulbeuse permettant de fixer nettement la fin de l'une et le commencement de l'autre; cette partie dilatée de la portion spongieuse du canal étant même en général un peu plus concave que la portion voisine de la portion membraneuse, ce que l'on observe même sur la paroi supérieure qui est cependant beaucoup moins courbée que l'autre. A partir de ce point, l'urèthre remonte en avant en décrivant une concavité peu profonde, mais très réelle, et spécialement déterminée par la disposition légèrement convexe de la partie postérieure des corps caverneux. Considérée dans sa marche ultérieure, la courbure s'efface de plus en plus pour se réunir à la partie droite du canal, après avoir dépassé l'attache du ligament suspenseur de la verge; elle s'étend donc bien réellement de ce point au col de la vessie.

Son étendue est d'ailleurs très exactement déterminée par certaines conditions anatomiques qui lui sont inhérentes et qui ont sur sa forme une influence décisive.

Indépendamment de l'action qu'exercent sur la courbure du canal les organes qui lui sont unis, tels que la vessie, le rectum, les muscles du périnée, les corps caverneux, la concavité de l'urèthre est plus spécialement commandée par les liens fibreux qui l'attachent au bassin. Ces liens, au nombre de trois, peuvent cependant permettre passagèrement le redressement du canal par suite de l'extensibilité dont ils sont doués; mais, dans l'état habituel, ils déterminent et maintiennent la forme de la courbure; ils sont placés à distance presque égale les uns des autres : deux aux extrémités de l'axe, et le troisième au milieu.

L'extrémité postérieure du canal est relevée par les ligaments pubio-prostatiques qui mesurent, en outre, par leur longueur, la distance qui existe entre elle et les pubis; en avant, on observe un phénomène analogue dû à l'existence du ligament suspenseur de la verge; enfin, la partie moyenne de la courbure embrassée par l'aponévrose périnéale est, pour ainsi dire, attirée en bas par les attaches de ce fascia aux branches de l'ischion, et fixée ainsi à un niveau bien inférieur à la ligne droite qui passerait par les deux autres points.

A la vérité, chacun de ces points fixes peut varier de situation, par suite du degré de développement ou d'élévation des parties qui forment les moyens d'attache; les extrémités de la courbe peuvent ainsi s'élever, s'abaisser simultanément ou isolément, et, de même, le point fixe mitoyen peut remonter ou descendre soit seul, soit alors que les extrémités de la courbe ont éprouvé elles-mêmes des déplacements variés. Le degré de développement, la situation de ces liens fibreux (qui se lient sans doute avec ceux du bassin et des organes génito-urinaires) sont ainsi la cause déterminante de la forme spéciale qu'affecte, dans chaque cas particulier, la courbure que ces agents sont destinés à maintenir.

Direction. — Malgré la fréquence de ces variations individuelles, la forme du canal conserve des caractères communs qui la rattachent à un type très nettement défini. Née du col de la vessie, qui se trouve à 3 centimètres en arrière de la face correspondante des pubis, le canal descend presque verticalement dans une étendue de près de 2 centimètres correspondant à la partie sus-montanale de la prostate; il se dirige ensuite obliquement en bas et en avant, en décrivant une courbe régulière très variable en longueur, mais qui se maintient toujours à une distance très sensible de la symphyse. Cette distance, qui diminue graduellement à mesure que le canal s'avance pour s'engager dans l'arcade sous-pubienne, est encore de plus d'un centimètre et demi lorsque l'urèthre coupe l'axe de la symphyse en passant au-dessous d'elle; cette mesure, étant prise de la voûte à l'axe du canal, et non à la partie supérieure, comme l'ont fait la plupart des anatomistes, se trouve naturellement plus grande qu'ils ne l'ont indiquée.

A partir de ce point, qui correspond à peu près à son passage à travers l'aponévrose moyenne, le canal s'abaisse encore un peu ou se porte simplement en avant, dans une étendue très variable, mais qu'on peut estimer à 25 millimètres en moyenne; l'urèthre se relève ensuite en décrivant une courbe moins profonde qui l'écarte de plus en plus de la symphyse à mesure qu'il s'avance au-devant d'elle. Cet écartement, mesuré par la longueur du ligament suspenseur, varie encore plus que les deux distances précédemment indiquées, et peut être estimé de 3 à 4 centimètres.

Ainsi considérée, la courbure générale de l'urèthre présente un arc dont l'extrémité postérieure est beaucoup plus élevée que l'antérieure, et dont la corde rencontre presque perpendiculairement l'axe de la symphyse.

La corde mesure 80 à 95 millimètres, et la flèche 17 à 27 millimètres; la courbure entière comporte 100 à 120 millimètres (3 pouces, 7 lignes à 4 pouces, 6 lignes).

La courbe uréthrale ne présente pas la même forme dans toutes ses parties; elle varie même suivant que l'on considère isolément ses parois, la direction que présente la surface inférieure du canal étant fort différente de celle qu'affecte la partie opposée.

La portion postérieure, située en arrière de l'aponévrose moyenne, est d'ordinaire plus concave que l'autre, disposition d'autant plus sensible que cette section, mieux fixée, est moins redressable que la portion antérieure. Quant à celle-ci, on trouve dans cette diminution de la courbure, jointe à la mobilité dont jouissent les parties qui la forment, les circonstances qui ont conduit les anatomistes à la négliger, et les chirurgiens à méconnaître son importance dans le cathétérisme curviligne; cette différence disparaît cependant dans certains cas où le ligament suspenseur, très court et très peu extensible, rapproche la verge de la surface des pubis. A part cette exception, il faut reconnaître que, dans le plus grand nombre des sujets, la courbe uréthrale n'appartient pas exactement à une circonférence régulière, et qu'elle paraît même parfois s'en éloigner sensiblement; mais, s'il n'y a pas entre ces deux courbes une identité parfaite, il n'en est pas moins vrai que la ressemblance est assez grande pour qu'il soit permis de dire que, dans son ensemble, la courbe de l'urèthre est circulaire, et que c'est à cette forme qu'il faut la comparer pour en indiquer la figure et en mesurer la profondeur et l'étendue.

Quel est le diamètre du cercle auquel peut se rapporter la courbe uréthrale ? Il varie nécessairement comme celle-ci, c'est-à-dire suivant qu'elle est plus ou moins profonde ; mais, si l'on prend pour type les canaux qui paraissent, sous ce rapport, s'écarter également des deux extrêmes, on constate qu'ils s'adaptent assez exactement à des circonférences de 11 et 12 centimètres ; c'est ce que l'on peut constater sur les figures n°s 17 et 18 P. Chez ces deux sujets, un arc de la courbure indiquée pouvait être porté dans l'urèthre sans lui faire éprouver pour ainsi dire la moindre modification ; à la vérité, il n'en est pas toujours ainsi, et le canal doit subir, dans certains cas, un léger changement de forme dans quelques-unes de ses parties pour s'adapter à une circonférence régulière, se redresser un peu dans quelques points, se courber au contraire un peu dans d'autres, mais, dans tous ces cas, la modification imprimée aux parties, est restreinte à des proportions telles qu'elle est facile à obtenir même quand les organes y sont le moins disposés par suite d'engorgement et de contraction spasmodique.

Mais il ne suffit pas de déterminer le diamètre de la circonférence adaptée ; il faut encore préciser l'étendue de l'arc qui mesure la longueur de la courbure. Ici la règle devient très évidente, bien que les variations de longueur du canal soient assez fréquentes, l'arc emprunté forme constamment le tiers de la circonférence. Il y a quelque chose de fort remarquable dans la fixité de ce rapport : au milieu de la mobilité qui caractérise toutes les conditions qui se rapportent à la direction, à la forme de l'urèthre, c'est pour ainsi dire la seule qui soit invariable.

Une condition non moins remarquable et non moins constante, c'est la courbure qui existe entre la paroi supérieure et celle qui lui est opposée. La première décrit une courbe à peu près uniforme graduellement developpée et qui rappelle assez exactement celle d'un cercle. C'est surtout sa disposition qui légitime le rapprochement que l'on peut établir entre ces deux courbures. La paroi inférieure au contraire affecte la disposition d'une ligne brisée qui rappelle plutôt le périmètre d'un polygone qu'une circonférence régulière.

Elle est formée de trois portions dont l'incurvation est d'ailleurs différente et qui sont séparées par deux coudes, dont la forme et la situation sont également loin d'être fixes. Cette irrégularité de la paroi inférieure avait déjà été signalée, mais nous pensons qu'elle n'avait pas été mise dans tout son jour.

La première partie de cette courbe brisée, est formée par la partie de la prostate qui se trouve située au-dessus de l'ouverture des canaux éjaculateurs, partie dont la longueur moyenne est de 2 centimètres. La seconde portion est représentée par la partie sous-montanale de la prostate plus ou moins développée, et toute la portion membraneuse de l'urèthre; elle présente d'assez grandes variations de longueur et de forme. La troisième partie est constituée par la portion bulbeuse qui présente plus d'uniformité dans sa disposition.

Comme point intermédiaire ou de réunion entre ces trois lignes courbes, on rencontre deux espèces de coude ou de dilatation, qui sont la cause du changement de direction des parties contiguës. On doit désigner le premier sous le nom de coude prostatique, le second est formé par la dilatation bulbeuse de l'urèthre.

Parmi les obstacles au cathétérisme, on a signalé depuis longtemps l'existence du vérumontanum dans le cas où un état accidentel lui donne une saillie plus considérable que d'habitude. Mais on n'a pas suffisamment remarqué que la portion de l'urèthre sur laquelle il est situé, présente des conditions très variables et certainement plus influentes sur la marche des instruments à travers le canal. Chez presque tous les sujets, il existe au niveau du vérumontanum, un enfoncement plus ou moins marqué de la paroi inférieure qui détermine un coude parfois très brusque dans la direction des parties voisines. Au lieu de suivre la direction qu'elle affectait primitivement dans la portion membraneuse, la paroi inférieure se redresse sous un angle variable, mais parfois presque droit et dont le sommet tronqué est représenté par une dilatation manifeste du canal. Le genre d'obstacle que les auteurs anglais ont désigné sous le nom de *transversal bar*, en l'attribuant au gonflement du lobe moyen, réside peut-être plutôt dans cette disposition perpendiculaire de la paroi inférieure, qui accompagne parfois l'hypertrophie prostatique, mais qui n'en est pas moins une condition spéciale et indépendante.

La position de ce coude, la distance qui le sépare du col de la vessie, ne se présentent point dans chaque cas d'une manière identique. On peut cependant dire qu'en général ils varient moins que beaucoup d'autres conditions.

Le second renflement, qui vient détruire la régularité de la paroi inférieure, est formé par la dilatation de la région bulbeuse. Cette dilatation du canal indiquée par beaucoup d'anatomistes, avait été contestée par d'autres, et ceux qui l'admettaient n'avaient pu s'accorder relativement à ses dimensions. Ces deux questions sont tranchées par les faits actuels. L'existence de la dilatation bulbeuse de l'urèthre est très clairement démontrée; les différences de forme, de position, sont également faciles à apprécier ; elles ne sont pas moins grandes que celles qu'on peut signaler relativement aux autres points. Le caractère le plus saillant est assurément la variété de situation de ce renflement par rapport au pubis. Il en sera question plus loin.

B. *Variétés de forme.* — L'étude d'un type commun servant à réunir entre elles toutes les formes individuelles ne saurait suffire pour apprécier complétement les dispositions dont la connaissance doit éclairer et pour ainsi dire guider la marche des instruments. L'examen des variétés individuelles en est un complément d'autant plus indispensable, que la mobilité extrême des éléments qui déterminent la forme du canal, donne naissance à des variations telles, que sa disposition change dans chaque sujet.

La longueur du canal, si diversement apprécié par les auteurs, a été plus exactement fixée par M. Malgaigne. Mais il ne doit être question ici que de la longueur de la courbure uréthrale, qui n'est pas toujours en rapport direct avec la longueur totale du canal.

La courbure de l'urèthre, mesurée suivant l'axe ou la ligne centrale du tube, varie de 8 à 12 centimètres et demi, ou de 3 pouces à 4 pouces, 7 lignes. Les plus grands canaux peuvent donc avoir dans cette partie, la moitié plus de longueur que les petits.

Les très petites courbures, celles qui mesurent moins de 9 centimètres, sont rares et n'ont été rencontrées que quatre fois. On trouve, au contraire, douze exemples d'une longueur comprise entre 9 et 10 centimètres. Mais c'est entre cette dernière mesure et 10 centimètres et demi, que se groupent le plus grand nombre des cas. On en compte trente-cinq ou plus de moitié. Au delà de 10 centimètres et demi, il ne se trouve que neuf sujets, qui mesurent 11 centimètres et dont quelques-uns atteignent 12. Le tableau suivant résume ces données :

Au-dessous de 3 centimètres.	4 sur 60 =	Un quinzième.
Au-dessus de 9 centimètres.	12 sur 60 =	Un cinquième.
De 10 centimètres à 10 $\frac{1}{2}$.	35 sur 60 =	Plus de moitié.
Entre 10 centimètres $\frac{1}{2}$ et 12 centimètres.	9 sur 60 =	Un sixième.

La longueur de la courbure est-elle proportionnelle à la taille des sujets? Les recherches à cet égard n'ont porté que sur les sujets de la première série, au nombre de vingt, qui donnent le résultat suivant :

	CANAUX de 8 centimètres à 9 centimètres 1/2.	CANAUX de 10 centimètres à 10 centimètres 1/2.	CANAUX de 10 centimètres 1/2 à 12 centimètres.	TOTAL.
Taille moyenne. . . .	2	3	2	7
Taille élevée.	3	7	3	13
				20

Il ressort de ce tableau que, sur sept sujets de taille moyenne, deux présentaient une courbure inférieure à 9 centimètres et demi, deux autres une courbure supérieure à 10 centimètres et demi. D'où il s'ensuivrait que pour cette taille les dimensions extrêmes seraient à peu près aussi fréquentes. Enfin le nombre des cas présentant une longueur moyenne de 10 centimètres à 10 centimètres et demi, ne s'est trouvé que de trois, supérieur d'un tiers seulement au chiffre des dispositions extrêmes.

Les sujets de taille élevée, au nombre de treize, sont aussi hors de la proportion habituelle qui existe entre les statures, ce qui ne permet guère de les comparer aux précédents. Pour établir une donnée approximative, il faudrait supposer, à notre avis, les cas de taille moyenne, au moins trois fois plus nombreux qu'ils ne sont. On aurait alors les proportions suivantes :

	CANAUX de 8 centimètres à 9 centimètres 1/2.	CANAUX de 10 centimètres à 10 centimètres 1/2.	CANAUX de 10 centimètres 1/2 à 12 centimètres.	TOTAL.
Taille moyenne. . . .	6	9	6	21
Taille élevée.	3	7	3	13
				34

D'où l'on pourrait estimer que, toute proportion gardée, on devrait rencontrer à peu près aussi fréquemment les deux dispositions extrêmes, tandis que la longueur moyenne serait peut-être un peu plus fréquente chez les sujets de la taille élevée que chez les autres. En dehors de ces suppositions, il ressort des faits que nous avons recueillis, que les dispositions extrêmes fournissent ici chacune un chiffre égal comme chez les sujets de taille moyenne, mais que la longueur moyenne de la courbure est beaucoup plus fréquente par rapport aux deux autres mesures.

Ces conclusions auraient, au reste, besoin d'être confirmées par un plus grand nombre de faits. Le développement du bassin et des organes génito-urinaires est probablement un guide plus sûr pour apprécier *à priori* la longueur de la courbure de l'urèthre, que la considération de la taille. Il faut se rappeler d'autre part que la longueur de l'urèthre n'est pas nécessairement en raison de celle de la verge.

Il a été établi précédemment que les canaux de moyenne grandeur admettent facilement et sans subir de redressement une courbe de 11 à 12 centimètres de diamètre. L'expérience, aussi bien que l'examen anatomique démontrent que les très grands canaux doivent être rapportés à une circonférence de 13 centimètres de diamètre. Quant aux petites courbures, elles ont pour mesure un cercle de 10 centimètres seulement de diamètre.

Dans ces deux cas extrêmes, où le rayon du cercle varie avec les dimensions de la courbure, la longueur de l'arc emprunté ne varie pas, elle égale toujours le tiers de la circonférence; c'est donc à tort, à l'égard de ces canaux extrêmes comme pour les autres, que dans la sonde moderne on a préféré une courbure très voisine du quart d'un cercle.

A la première inspection, on reconnaît que la courbure de l'urèthre se compose de deux parties qui présentent une inflexion différente. On peut prendre cette donnée pour base d'une division utile dans l'étude des variétés de cette courbure.

Ces deux sections de la courbe uréthrale se réunissent au point de vue où le canal traverse l'aponévrose moyenne : l'une est, par conséquent, placée au-devant de ce fascia, et l'autre en arrière. La situation de l'aponévrose moyenne n'a pas été déterminée pour chaque cas; mais on peut admettre que son plan suit, à peu de choses près, l'axe de la symphyse, qui a été indiqué sur chaque figure. C'est cette ligne qui marque le point de réunion des deux sections.

Première section. — Elle doit être appelée antérieure ou bulbeuse. Elle s'étend de l'aponévrose moyenne au point d'attache du ligament suspenseur de la verge.

Son extrémité antérieure fixée au pubis d'une manière médiate par le ligament suspenseur, s'en rapproche ou s'en éloigne, suivant que cette corde fibreuse est plus ou moins longue; et par suite aussi, cette extrémité s'élève ou s'abaisse suivant que l'attache du ligament se fait à une hauteur différente. Cette extrémité jouit d'une grande mobilité, non-seulement en raison de ces circonstances, mais encore par suite de l'extensibilité du ligament. Elle peut en général s'abaisser jusqu'au niveau de l'autre extrémité qui s'engage dans l'ouverture de l'aponévrose moyenne; quelquefois même elle peut être portée plus bas; rarement elle est assez intimement unie au pubis, pour ne pas permettre le premier degré d'abaissement. Dans cette dernière circonstance, on trouve d'ordinaire un développement assez considérable des pubis en hauteur, coïncidant avec une insertion élevée du ligament suspenseur. La première de ces conditions anatomiques a été signalée comme un obstacle au cathétérisme par J.-L. Petit, M. Leroy (d'Étiolles) et M. le professeur Velpeau. Nous pensons que la seconde n'a pas moins d'importance.

L'extrémité postérieure de cette section n'appartient pas, comme celle-ci, à la portion spongieuse de l'urèthre. Elle est formée par la partie de la portion membraneuse qui se trouve située au-devant de l'aponévrose moyenne, laquelle forme, comme le dit M. Cruveilhier, une sorte de collier fixe inextensible autour de cette partie de l'urèthre. C'est en effet le point le plus fixe du canal. Celui-ci ne jouit dans cet endroit que d'un mouvement limité par la disposition de l'aponévrose et la nature des parties voisines. Il existe cependant dans l'état sain une mobilité suffisante pour permettre au canal de se rapprocher sensiblement de la partie inférieure de la symphyse. Toutefois cette mobilité sera nécessairement subordonnée à la tension et à la rigidité de l'aponévrose, et à la résistance des parties. C'est ainsi que l'inflammation qui amène la contraction des muscles du périnée est la condition qui entrave le plus efficacement la mobilité de cette portion du canal. La situation de cette partie, par rapport à la symphyse, sera indiquée par ce qui sera dit de la seconde section à laquelle elle se réunit dans ce point.

La courbure de cette première section, méconnue par les anatomistes, est démontrée par les pièces que nous avons réunies; par la facilité avec laquelle passent les sondes à vaste courbure et le cathéter dans sa taille périnéale, ces instruments étant si bien accommodés par leur forme à toute cette portion de l'urèthre, qu'ils ne déterminent par leur présence aucun soulèvement forcé, aucun tiraillement douloureux et qu'ils sont ceux que l'urèthre peut supporter plus longtemps, ainsi que l'a fait remarquer M. Leroy.

La profondeur de la courbure que présente cette partie est peu considérable, et sous ce rapport elle affecte une forme différente de celle qu'on observe dans la seconde portion; elle est moins concave, si ce n'est à sa partie postérieure. Considérée dans son ensemble, elle se rapporterait à un plus grand cercle et mieux encore à une ellipse. Son degré d'incurvation, spécialement déterminé par l'étendue du ligament suspenseur et la situation de l'urèthre sous la symphyse, est modifié par le volume de la racine des corps caverneux, et leur disposition par rapport aux branches de l'ischion.

Les variations de longueur de cette section sont plus restreintes que celles de la section postérieure. Le plus grand nombre des sujets présente 5 à 6 centimètres pour mesure de cette longueur, ce qui réduit les variations à 1 centimètre ou 1 centimètre et demi. Ces différences ne paraissent pas d'ailleurs suivre celles qu'on observe dans le développement de la verge, celle-ci pouvant, comme toutes les parties qui sont annexées au canal, se développer indépendamment de celui-ci.

Cette première section est formée par ce que l'on doit appeler la partie bulbeuse de l'urèthre, que M. Malgaigne désigne sous le nom de *pénienne ascendante,* et par le commencement de la portion membraneuse dans une petite étendue qui varie encore entre 5 et 15 millimètres.

Cette distance mesure l'intervalle existant entre l'aponévrose moyenne et la dilatation bulbeuse de l'urèthre.

L'existence d'une dilatation à la partie inférieure de l'urèthre dans cette région, niée par certains anatomistes, admise comme fait accidentel par d'autres, est désormais mise hors de doute par nos recherches. Dans tous les cas, la fin de la portion spongieuse présente ce renflement inférieur du canal dont l'existence se lie évidemment à celle du bulbe extérieur, bien qu'il n'y ait point entre eux de liaison absolue, de situation et de forme.

La dilatation bulbeuse n'est pas toujours également développée. Quelquefois à peine marquée, elle acquiert dans d'autres circonstances des dimensions assez considérables pour changer complétement la direction primitive des parois du canal.

La situation n'est pas moins variable. Elle avance ou recule, s'abaisse ou s'élève avec la partie du canal qui la porte, de manière à présenter de très nombreuses variétés de situation.

Dans le plan horizontal, on la voit tantôt se porter en avant, de manière à se trouver à 2 ou 3 centimètres de la ligne qui sépare les deux sections; tantôt, au contraire, elle se rapproche tellement de cette ligne qu'il n'existe plus entre elles qu'un intervalle moindre d'un centimètre. Chez un seul sujet nous l'avons trouvée reculée jusque sur le trajet de cette ligne.

La dilatation bulbeuse constitue, sans contredit, le point le plus déclive du canal, mais il s'en faut de beaucoup que ce point soit toujours situé au même niveau. Celui-ci varie par rapport à la partie inférieure de la symphyse et à l'ouverture de l'aponévrose moyenne. En d'autres termes, l'urèthre peut s'abaisser plus ou moins dans sa portion bulbeuse et s'éloigner ainsi de la symphyse. Mais, comme il doit ensuite se relever pour traverser l'ouverture de l'aponévrose moyenne, dont la situation est moins variable, le canal devra tantôt se porter presque horizontalement en arrière, tantôt, au contraire, remonter obliquement en haut, d'autant plus qu'il y aura plus de différence de situation entre les deux points indiqués. Cette disposition qui exerce une grande influence sur la courbure de cette partie de l'urèthre présente, pour le cathétérisme, des conséquences qu'il est facile de prévoir.

Deuxième section. — C'est elle qui a spécialement fixé l'attention des anatomistes et des chirurgiens : elle peut être appelée section postérieure ou membrano-prostatique. Plus fixe que la précédente, elle est peut-être encore plus variable quant à sa longueur et à sa courbure.

Son extrémité antérieure est embrassée par l'aponévrose moyenne et occupe ainsi une position fixe au sommet de l'arcade pubienne. La plupart des anatomistes ont indiqué la distance qui sépare l'urèthre de la partie inférieure de la symphyse, mais ils sont loin d'être tombés d'accord sur ce sujet. Les uns n'estiment cette distance qu'à trois lignes (5 millimètres), tandis que d'autres la portent à 4 ou 5 lignes (9 à 11 millimètres), mais tous se bornent à présenter ces chiffres comme une donnée générale, sans indiquer les diverses phases de ses variations.

Dans la détermination de ces mesures, ils ont pris pour point de départ la paroi supérieure du canal. Il nous a semblé aussi facile et plus pratique de mesurer cette distance en partant du centre ou de l'axe du canal. Il n'est pas étonnant dès lors que nous l'ayons trouvée plus grande.

Chez nos soixante sujets compris entre vingt-deux et quatre-vingt-quatre ans, la moyenne se trouve de $0^m,0166$, soit 17 millimètres en chiffres ronds (7 lignes).

Cette moyenne était, du reste, bien loin d'être l'expression de la majorité des cas, puisqu'on n'en rencontre qu'un seul afférent au chiffre de 17 millimètres. On peut voir dans le tableau suivant quelles modifications peut subir la situation du canal sous le pubis.

MESURES OBSERVÉES SUR SOIXANTE SUJETS.	NOMBRE DES SUJETS.	FORMATION PAR GROUPES.	PROPORTION SUR SOIXANTE.
9 millimètres.	1		
11 —	1		
12 —	7		
13 —	4		
14 —	4	17 sur 60	Un peu plus du quart.
15 —	8		
16 —	5		
17 —	5		
18 —	7		
19 —	5	30 sur 60	La moitié.
20 —	2		
21 —	2		
22 —	3		
23 —	3	13 sur 60	Un peu moins du quart.
24 —	3		

Il faut évidemment abandonner le chiffre moyen si tristement stérile, et chercher en groupant les divers cas qui présentent de l'analogie, à découvrir à la fois une loi fondée sur des faits positifs et une formule usuelle.

On voit que les chiffres qui se présentent le plus habituellement sont ceux-ci, 15, 16, 17, 18, 19, et qu'à eux seuls ils fournissent la moitié du nombre total, 30 sur 60. Une seconde catégorie est formée par les sujets chez lesquels la distance oscille entre vingt et vingt-quatre; ils sont au nombre de treize, un peu moins du quart. Dans la condition opposée, on trouve 17 cas, un peu plus du quart, compris entre 15 et 11 millimètres. Enfin, chez un seul sujet que l'on peut ranger parmi les exceptions, cette distance se trouve réduite à 9 millimètres.

Si l'on ne peut indiquer un chiffre précis comme mesure de la distance qui existe entre le sommet de l'arcade pubienne et l'axe du canal, à son passage à travers l'aponévrose moyenne, on peut du moins formuler avec vérité les propositions suivantes :

L'axe du canal, ou si l'on veut le centre de l'ouverture de l'aponévrose moyenne qui se confond avec lui dans le point indiqué, se trouve dans la moitié des cas, à la distance d'un centimètre et demi, ou 2 centimètres de la partie inférieure de la symphyse, variant ainsi de 1 et demi à 2.

L'autre moitié se divise en deux groupes à peu près égaux répondant au quart des sujets. Dans le premier, la distance s'élève de 2 centimètres à 2 et demi. Dans le second, la distance s'abaisse au contraire d'un centimètre et demi à 1 centimètre. La diminution est donc relativement moindre que l'augmentation, les variations extrêmes de la mesure étant renfermées entre 1 et 2 et demi.

L'extrémité postérieure de cette seconde section est fixée en arrière des pubis par les ligaments pubio-prostatiques, qui remplissent un usage analogue à celui de l'aponévrose moyenne en bas, et du ligament suspenseur en avant de la symphyse.

On ne saurait cependant méconnaître que les conditions matérielles ne soient ici bien différentes de ce qu'elles sont en avant des pubis. Les ligaments pubio-prostatiques, bien moins forts que le ligament suspenseur, peuvent être suffisants pour limiter l'écartement qui existe entre la symphyse et le col de la vessie, mais ils ne sauraient maintenir seuls l'élévation de cet orifice derrière les pubis. Pour maintenir le col dans sa situation, malgré l'influence du poids des viscères et de la pression des muscles de l'abdomen. Il faut évidemment d'autres forces, lesquelles résident dans les fascia et les muscles du bassin, mais dont il n'y a pas lieu de nous occuper ici. Il suffira de rechercher la véritable situation du col en mesurant 1° l'écartement qui existe entre cet orifice et la surface pelvienne des pubis; 2° le degré de son élévation au-dessus de l'axe du canal au moment du passage de celui-ci sur la symphyse.

La distance qui sépare l'axe du col vésical, de la partie postérieure de la symphyse, est en moyenne de 0m,0309, soit 31 millimètres.

Mais ici encore la moyenne est une exception, on ne la rencontre que sur quatre sujets.

En procédant comme précédemment, on peut toutefois former ici trois groupes distincts qui caractérisent suffisamment ces nombreuses variations.

Chez vingt-quatre sujets, moins de la moitié, la mesure monte de 29 à 33 millimètres inclusivement, variant ainsi de 5 millimètres seulement.

Les trente-six cas restants forment deux groupes peu différents quant au nombre, dont l'un renferme les mesures qui dépassent 33 millimètres, tandis que l'autre appartient à celles qui sont au-dessous de 29 millimètres. Le premier comprend seize sujets chez lesquels la distance s'élève pour quatorze seulement à 34 ou 37 millimètres, puis tout à coup de 42 à 44 chez les deux derniers, variant ainsi d'un centimètre. Le second renferme vingt cas dans lesquels on voit tomber la mesure de cette distance de 28 à 22 millimètres, et même à 18 millimètres chez un seul individu.

En résumé, dans près de la moitié des sujets, la mesure s'éloigne peu en plus ou en moins de 3 centimètres. Dans un quart, elle dépasse 3 centimètres et demi et même 4 centimètres dans un petit nombre de cas; chez un tiers des sujets, elle se réduit progressivement, à ce point d'atteindre à peine 2 centimètres chez les derniers.

Les variations extrêmes étant aussi dans le rapport de 18 à 44 ou de 1 à 2 et demi, ces notions sont résumées dans le tableau qui suit :

MESURES OBSERVÉES SUR SOIXANTE SUJETS.	NOMBRE DES SUJETS.	FORMATION PAR GROUPES.	PROPORTION SUR SOIXANTE.
18 millimètres.	1		
22 —	3		
23 —	4		
24 —	1		
25 —	2	20 sur 60	Un tiers.
26 —	5		
27 —	1		
28 —	3		
29 —	6		
30 —	4		
31 —	4	24 sur 60	Près de moitié.
32 —	7		
33 —	3		
34 —	4		
35 —	2		
36 —	3		
37 —	5	16 sur 60	Environ un quart.
42 —	1		
44 —	1		

Recherchons maintenant l'élévation du col derrière la symphyse. La ligne horizontale qui passe par le centre du canal, de manière à couper l'axe des pubis sous un angle de 70 degrés, permet de mesurer facilement cette élévation.

Elle est en moyenne de 0m,03118, soit 32 millimètres.

Mais pour cette mesure comme pour les précédentes, le chiffre moyen fournirait une appréciation bien incomplète de la véritable disposition des parties. Les variations ne sont en effet ni moins nombreuses, ni moins remarquables, s'il est possible. Le chiffre moyen de 32 millimètres ne se rencontre que chez quatre sujets. Au lieu de la majorité, il ne représente que le quinzième des cas.

Mais en procédant ici comme pour les mesures précédentes, on arrive à constituer trois groupes légitimes à peu près égaux.

Chez vingt sujets formant le tiers des cas, l'élévation du col varie entre 30 et 35 millimètres. Dans le premier, on trouve dix-neuf individus chez lesquels la mesure s'élève de 36 à 42 et même à 46 chez l'un d'eux. La différence du premier au dernier se trouve ainsi de 11 millimètres. Le dernier groupe renferme vingt et un cas dans lesquels la distance diminue de 29 à 20 millimètres.

En définitive, chez un tiers des sujets la mesure de l'élévation se maintient entre 30 et 35 millimètres; dans un nombre égal elle s'élève jusqu'à 40 et même au delà dans quelques cas rares. Enfin dans le dernier tiers elle descend au contraire graduellement jusqu'à 20 millimètres.

Les variations d'ensemble étant dans le rapport de 2 : 4 1/2.

Le tableau suivant renferme les bases de cette appréciation :

MESURES OBSERVÉES SUR SOIXANTE SUJETS.	NOMBRE DES SUJETS.	FORMATION PAR GROUPES.	PROPORTION SUR SOIXANTE.
20 millimètres.	1		
22 —	1		
23 —	1		
24 —	5		
25 —	2	21 sur 60	Un tiers.
26 —	3		
27 —	4		
28 —	2		
29 —	2		
30 —	2		
31 —	4		
32 —	4	20 sur 60	Un tiers.
33 —	1		
34 —	3		
35 —	6		
36 —	4		
37 —	4		
38 —	2		
39 —	3		
40 —	2	19 sur 60	Un tiers.
41 —	2		
42 —	1		
46 —	1		

La situation du col vésical, variable à double titre, est donc ce qu'il y a de plus difficile à préciser dans l'étude de la courbe uréthrale.

Chez un tiers des sujets, l'élévation est de 3 centimètres à 3 centimètres et demi.

Chez un nombre à peine plus grand, l'écartement est d'un peu plus de

3 centimètres, avec une variation bornée à 2 millimètres au-dessus et au-dessous de ce chiffre.

Mais il n'y a pas de concordance nécessaire entre ces deux groupes de sujets, ce qui s'oppose à la réunion de ces deux éléments dans une formule unique.

Si l'on recherche pour les moyennes quel est le nombre des sujets appartenant sous ce rapport à chacun des deux éléments de situation, on voit qu'il n'est que de six sur trente-huit, et si, au lieu de considérer les mesures moyennes, on examine les cas où il y a coïncidence de chiffres extrêmes, le résultat reste sensiblement le même. Ainsi les individus chez lesquels ces deux éléments se suivent dans leurs variations, ne forment pas un tiers des cas.

Les sujets chez lesquels un des éléments se maintient dans une situation, tandis que l'autre augmente ou diminue, sont les plus nombreux : trente-deux sur soixante, un peu plus de moitié. Les individus de cette classe qui présentent, comme condition fixe, un écartement moyen derrière les pubis, avec une élévation représentée par des chiffres extrêmes, forment près du tiers de la totalité, étant au nombre de dix-huit ; ils se partagent d'ailleurs en deux groupes égaux, dans l'un desquels l'élévation dépasse la moyenne, tandis qu'elle ne l'atteint pas dans l'autre.

Les sujets chez lesquels l'élévation moyenne se trouve en rapport avec les mesures extrêmes de l'écartement, sont moins nombreux ; cependant ils s'élèvent presque au quart (14 : 60) ; mais ici la différence par rapport au groupe précédent, provient exclusivement du petit nombre de cas dans lesquels on observe un très grand écartement. Cette condition est évidemment la moins commune des quatre qui servent de base à cette division, et cette exception est d'autant plus remarquable que le chiffre des autres groupes est absolument identique et forme presque, pour chacune d'elles, un sixième de la totalité (9 : 60).

Enfin, la condition la plus rare est celle qui se rapporte aux mesures extrêmes, dans lesquelles l'un des éléments offre les plus grandes mesures, tandis que l'autre présente les plus faibles ; elle renferme onze cas sur soixante, qui se divisent d'ailleurs de manière à faire croire que chacune de ces conditions jouit du même degré de fréquence.

Le tableau ci-joint expose et résume clairement ces diverses données :

RAPPORTS DES ÉLÉMENTS DE SITUATION DU COL VÉSICAL.			NUMÉRO DES PIÈCES.	CHIFFRE DE L'ÉCARTEMENT.	CHIFFRE DE L'ÉLÉVATION.	NOMBRE DES CAS.	NUMÉRO D'ORDRE.
Cas dans lesquels les deux éléments de la situation, l'élévation et l'écartement conservent une situation similaire. (Dix-sept sujets.)	Coïncidence des chiffres moyens.		6	30	32	6	1
			11	30	33		2
			31	32	35		3
			40	33	31		4
			55	32	35		5
			58	33	31		6
	Coïncidence de chiffres maxima		15	44	37	5	7
			19	34	42		8
			29	36	36		9
			59	37	36		10
			60	36	46		11
	Coïncidence des chiffres minima.		1	23	24	6	12
			3	27	29		13
			21	25	26		14
			24	26	24		15
			28	18	27		16
			48	26	23		17
Cas dans lesquels un des deux éléments se maintient dans une position moyenne, tandis que l'autre élément passe alternativement aux deux conditions extrêmes, par l'augmentation ou par la diminution de sa mesure. (Trente-deux sujets.)	ÉCARTEMENT MOYEN (Dix-huit sujets.)	ÉLÉVATION Augmentée. — Diminuée.	14	29	37	9	18
			17	32	40		19
			20	32	41		20
			37	29	38		21
			46	29	39		22
			52	32	39		23
			53	31	39		24
			56	30	38		25
			57	29	37		26
			2	29	27	9	27
			23	32	22		28
			26	29	20		29
			32	33	26		30
			33	31	24		31
			34	30	29		32
			35	31	28		33
			47	32	24		34
			50	31	24		35
	ÉLÉVATION MOYENNE (Quatorze sujets.)	ÉLÉVATION Diminuée. — Augmentée.	4	22	32	9	36
			5	22	31		37
			8	26	32		38
			9	26	30		39
			22	23	32		40
			27	28	31		41
			30	24	30		42
			42	23	35		43
			44	28	34		44
			10	36	35	5	45
			38	37	34		46
			41	37	31		47
			43	34	35		48
			45	34	35		49
Cas dans lesquels les deux éléments s'écartent également des mesures moyennes. (Onze sujets.)	L'élévation est augmentée et l'écartement diminué.		7	25	36	5	50
			12	22	36		51
			13	26	37		52
			16	23	40		53
			18	28	41		54
	L'écartement est augmenté et l'élévation diminuée.		25	35	27	6	55
			36	42	27		56
			39	37	25		57
			49	37	26		58
			51	44	28		59
			54	35	25		60

Existe-t-il une relation entre la position du canal sous la symphyse et la situation, plus ou moins élevée, du col derrière les pubis? Les faits répondent encore ici négativement. Si l'on met en regard les cas qui appartiennent, pour chacune de ces deux conditions, à des positions similaires, on voit qu'ils ne forment que le tiers du nombre total, vingt sur soixante, dont neuf pour les mesures moyennes, cinq pour les plus grandes, six pour les plus petites.

La majorité appartient encore ici à la classe dans laquelle sont rangés les cas dans lesquels l'un des éléments restant dans une situation moyenne, la mesure de l'autre augmente ou diminue ; cette classe renferme trente-deux cas ou plus de la moitié. Il est remarquable que ce soit précisément le même chiffre que celui du tableau précédent pour les mêmes classes; mais la répartition ne se fait plus d'une manière égale entre les quatre groupes qui doivent former cette division : ici encore le plus petit nombre des sujets appartient au groupe qui présente une très grande distance sous le pubis unie à un degré d'élévation moyenne du col; il n'est que d'un vingtième. Les circonstances opposées dans lesquelles le canal se rapproche de la symphyse plus que dans les cas moyens, se trouvent chez huit sujets; ce qui donne onze cas pour les variations extrêmes sous le pubis coïncidant avec une élévation moyenne du col.

La situation moyenne du canal sous la symphyse est, au contraire, susceptible de se rencontrer chez un bien plus grand nombre de sujets, avec les variations extrêmes de l'élévation du col. Cette classe renferme vingt et un cas qui se divisent d'une manière presque égale, le premier groupe comprenant les sujets, au nombre de onze, chez lesquels l'élévation du col est augmentée, tandis que le second renferme dix cas qui présentent la condition opposée.

Enfin c'est encore chez le plus petit nombre des sujets que l'on observe à la fois les dimensions extrêmes, huit fois sur soixante, environ un septième, les cas dans lesquels la distance augmente sous la symphyse, tandis que le chiffre de l'élévation derrière elle diminue étant d'ailleurs les plus nombreux.

Le tableau suivant renferme toutes ces données :

RAPPORTS DE L'ÉLÉVATION DU COL AVEC LA SITUATION DU CANAL SOUS LA SYMPHYSE.			NUMÉRO DES PIÈCES.	CHIFFRE DE L'ÉLÉVATION DU COL	CHIFFRE DE LA DISTANCE SOUS-PUBIENNE	NOMBRE PAR CLASSE.	NUMÉRO D'ORDRE
Cas dans lesquels les deux éléments anatomiques, savoir la situation du canal sous la symphyse et l'élévation du col derrière elle, affectent une disposition similaire. (Vingt sujets.)	Coïncidence des chiffres moyens.		4	32	16	9	1
			5	31	19		2
			6	32	17		3
			10	35	19		4
			30	30	17		5
			41	31	19		6
			44	34	16		7
			45	35	19		8
			58	31	15		9
	Coïncidence des chiffres maxima.		12	36	21	5	10
			15	37	24		11
			18	41	22		12
			19	42	20		13
			60	46	20		14
	Coïncidence des chiffres minima.		1	24	14	6	15
			23	22	12		16
			24	24	14		17
			26	20	12		18
			33	24	9		19
			47	23	12		20
Cas dans lesquels un des éléments se maintient dans une position moyenne, tandis que l'autre passe alternativement aux deux conditions extrêmes, par l'augmentation ou la diminution de sa mesure. (Trente-deux sujets.)	ÉLÉVATION MOYENNE DU COL derrière les pubis.	Le canal s'abaissant sous les pubis.	8	32	23	3	21
			11	33	23		22
			43	35	22		23
		Le canal s'élevant sous les pubis.	9	30	12	8	24
			22	32	13		25
			27	31	12		26
			31	35	12		27
			38	34	12		28
			40	34	13		29
			42	35	14		30
			55	35	14		31
	SITUATION MOYENNE DU CANAL sous la symphyse des pubis.	Le col vésical s'élevant derrière la symphyse.	7	36	18	11	32
			13	37	16		33
			14	37	18		34
			16	40	15		35
			17	40	15		36
			20	41	15		37
			29	36	18		38
			37	38	17		39
			53	39	17		40
			57	37	16		41
			59	36	18		42
		Le col s'abaissant derrière la symphyse.	3	29	17	10	43
			21	26	18		44
			28	17	16		45
			32	26	18		46
			34	29	18		47
			35	28	15		48
			39	25	15		49
			49	26	19		50
			50	24	15		51
			54	25	15		52
Cas dans lesquels les deux éléments s'écartent également des mesures moyennes.	Le col est élevé et le canal l'est aussi.		46	39	13	3	53
			52	39	13		54
			56	38	11		55
	Le col est abaissé et le canal également.		2	27	11	5	56
			25	27	23		57
			36	27	24		58
			48	23	22		59
			51	28	24		60

Forme, étendue de la courbure de la seconde section. — Plus prononcée que celle qui se trouve en avant de l'aponévrose moyenne, cette courbe offre aussi plus nettement une disposition circulaire; on peut dire qu'elle appartient à un cercle dont le diamètre varierait entre 10 et 15 centimètres, ce qui fait déjà comprendre combien sa forme est variable.

Ces différences de formes sont déterminées par la longueur et la disposition des parties qui la forment, savoir : la portion prostatique de l'urèthre et la plus grande partie de la portion membraneuse; mais c'est surtout la situation du canal qui exerce le plus d'influence : suivant qu'il s'élève ou s'abaisse, qu'il s'écarte ou se rapproche de la symphyse, on voit se modifier la disposition de cette partie de la courbe uréthrale. La forme de sa prostate, son mode de réunion à la portion membraneuse, conditions très variables en elles-mêmes, influent non moins fortement sur le degré d'incurvation de cette partie de l'urèthre.

On distingue facilement plusieurs modifications diverses de cette courbure. Dans la première, la forme circulaire, développée régulièrement, n'est altérée dans aucune de ses parties; cette disposition, qui se rencontre dans le quart des cas environ, appartient plutôt aux petits canaux qu'aux grands. Une disposition plus fréquente, est celle qui présente sur un point borné de la courbe une incurvation plus forte que celle des autres parties, de telle façon que l'ensemble paraît coudé ou formé d'arcs appartenant à des circonférences de divers rayons; cette surincurvation partielle affecte tout le cylindre du canal, et non une des faces seulement, et, sous ce rapport comme sous celui du siége, ne saurait être confondue avec le coude prostatique dont il a été fait mention précédemment. Cette surincurvation siége parfois sur la portion membraneuse, et plus souvent à l'union de la portion membraneuse et de la prostate, assez fréquemment aussi sur la longueur de cette dernière; dans ce cas spécial, cette surincurvation est quelquefois tellement exagérée qu'elle change complétement la direction de l'urèthre au voisinage du col. Une dernière disposition de cette section de la courbe uréthrale qui mérite d'être signalée, c'est la direction, en ligne droite, que suivent parfois une ou plusieurs de ces parties et quelquefois la portion prostatique ou la portion membraneuse tout entière, qui se réunissent alors sous un angle plus ou moins marqué pour arriver à former dans l'ensemble une ligne brisée qui représente la concavité habituelle du canal.

La longueur de cette partie de la courbe est assurément aussi variable que sa forme ; sa mesure oscille entre 33 et 64 millimètres, mais, dans le plus grand nombre des cas, cette mesure est renfermée entre 40 et 55 millimètres : comparée à l'autre section, celle-ci est quelquefois égale en longueur, mais habituellement elle est plus courte et même parfois réduite à près de moitié de l'étendue de la section antérieure. En général, les variations, dans sa courbure, suivent celles qu'on observe dans sa longueur, de telle sorte qu'on peut admettre que, lorsque le canal s'allonge dans cette partie, le col de la vessie ne remonte pas toujours en proportion de cet excès de longueur ; maintenu à ses extrémités par des attaches résistantes, l'urèthre se développe dans cette région de manière à augmenter sa courbure.

Pour achever l'étude de cette section, il importe d'examiner les parties qui la forment, savoir : la prostate et la portion membraneuse.

Bien des auteurs ont signalé les nombreuses variétés de forme et de volume que présente la prostate ; mais on pourrait conclure des faits actuels qu'ils sont encore demeurés à cet égard au-dessous de la vérité. On doit au reste les considérer comme formant deux classes distinctes : les anatomistes et les praticiens. Les anatomistes, tout en signalant une certaine mobilité dans la disposition de la prostate, ont surtout cherché à présenter l'expression des divers états observés, à résumer les variétés dans une formule classique, et, telle était la difficulté de cette tâche, que chacun d'eux est arrivé à un résultat différent ; les praticiens, au contraire, étaient naturellement conduits à signaler surtout les conditions exceptionnelles, les changements de forme et de direction qui influent sur le cathétérisme, et ils ont établi que ces changements se montrent très fréquemment chez l'homme à mesure qu'il avance en âge, de manière à diminuer beaucoup dans ce cas la valeur pratique des notions fournies par l'anatomie normale. L'étude des cas actuels doit contribuer à jeter un jour plus complet sur des données qui semblaient établies sur des faits positifs.

L'âge de cinquante ans étant pris comme base d'une division en deux classes, il faut rechercher si, comme on le croit, les prostates volumineuses ou déformées par un état morbide se rencontrent plus fréquemment à partir de cet âge, et dans quelles proportions cet état pathologique se montre soit dans cette classe, soit dans l'autre. Les tableaux suivants sont destinés à éclaircir ces diverses questions :

PROSTATES VOLUMINEUSES, DÉFORMÉES.

AU-DESSUS DE CINQUANTE ANS.			AU-DESSOUS DE CINQUANTE ANS.		
NUMÉRO d'ordre.	AGE des sujets.	NUMÉRO des pièces.	NUMÉRO d'ordre.	AGE des sujets.	NUMÉRO des pièces.
1	84	55	1	48	17
2	81	42	2	48	47
3	80	10	3	48	54
4	80	49	4	45	19
5	77	52	5	45	25
6	76	43	6	43	32
7	73	56	7	41	28
8	71	37	8	40	9
9	70	8	9	40	13
10	70	15	10	38	60
11	70	29	11	36	23
12	69	44	12	36	30
13	68	51	13	35	41
14	68	57	14	33	27
15	66	46	15	30	11
16	65	59	16	29	33
17	57	45	17	24	53
18	56	22			
19	54	58			
20	54	34			
21	50	36			

RÉSULTAT :

Au-dessus de cinquante ans............	21
Au-dessous de cinquante ans...........	17
Total..........	38

PROSTATES MOYENNES, RÉGULIÈRES.

AU-DESSUS DE CINQUANTE ANS.			AU-DESSOUS DE CINQUANTE ANS.		
NUMÉRO d'ordre.	AGE des sujets.	NUMÉRO des pièces.	NUMÉRO d'ordre.	AGE des sujets.	NUMÉRO des pièces.
1	70	3	1	46	1
2	62	40	2	46	48
			3	46	24
			4	45	5
			5	45	38
			6	45	12
			7	42	6
			8	41	39
			9	41	14
			10	40	7
			11	37	2
			12	32	50
			13	30	4
			14	23	35
			15	22	21

RÉSULTAT :

Au-dessus de cinquante ans............... 2
Au-dessous de cinquante ans............... 15

Total............ 17

PROSTATES PETITES.

AU-DESSUS DE CINQUANTE ANS.			AU-DESSOUS DE CINQUANTE ANS.		
NUMÉRO d'ordre.	AGE des sujets.	NUMÉRO des pièces.	NUMÉRO d'ordre.	AGE des sujets.	NUMÉRO des pièces.
1	73	31	1	24	20
2	55	16	2	31	26
3	50	8			

RÉSULTAT :

Au-dessus de cinquante ans............... 3
Au-dessous de cinquante ans.............. 2

Total................ 5

RÉSULTAT DES TROIS DIVISIONS :

AU-DESSUS DE CINQUANTE ANS.		AU-DESSOUS DE CINQUANTE ANS.	
Prostates volumineuses............	21	Prostates volumineuses............	17
Prostates moyennes................	2	Protates moyennes................	15
Prostates petites..................	3	Prostates petites..................	2
Total..............	26	Total..............	34

On voit que sur soixante sujets, compris entre vingt-deux et quatre-vingt-quatre ans, comparés entre eux sous le rapport du volume et de la forme de la prostate, on trouve trente-huit individus porteurs de prostates volumineuses ou déformées ; dix-sept chez lesquels cet organe présente un volume moyen, et cinq qui n'offrent qu'un moindre volume. Ainsi, le nombre des cas où les conditions anatomiques primitives de cet organe paraissent altérées est plus du double de celui qui représente ce qu'on peut regarder comme son état normal.

Sur ces soixante sujets, il y en a trente-quatre au-dessous de cinquante ans, et vingt-six qui avaient atteint ou dépassé cet âge. Cette différence de nombre, au profit de la classe qui représente l'âge viril, est une conséquence naturelle du chiffre proportionnellement plus grand des hommes de cette catégorie, par rapport à celle qui comprend les diverses phases de la vieillesse ; mais cette différence n'est pas encore dans le rapport normal qui, d'après les tables de mortalité, est de cinquante-huit à vingt-sept. Le nombre des vieillards se trouve donc porté, dans nos observations, presque au double du chiffre proportionnel. Il est nécessaire de tenir compte de cette remarque pour apprécier, d'une manière exacte, les rapports qui découlent de l'examen comparatif des faits actuels.

En tout état de cause, on constate clairement que le nombre des individus porteurs de prostates volumineuses ou déformées par un état morbide est beaucoup plus grand au delà de cinquante ans qu'en deçà, puisque, sur une population dont le chiffre proportionnel est de vingt-sept, il s'élevait à vingt et un, tandis que pour l'autre classe, dont la population est représentée par cinquante-six, ce nombre ne serait plus que de dix-sept.

D'autre part, on est frappé de l'importance de ce dernier chiffre, qui tendrait à prouver, par les éléments qui le composent, que, si l'augmentation de volume et la déformation de la prostate se montrent fréquemment après cinquante ans, elles peuvent aussi naître bien avant cette époque, de façon à se rencontrer en proportion notable de vingt-quatre à cinquante ans.

Les prostates de moyen volume sont au nombre de dix-sept, dont deux pour la classe des vieillards et quinze pour celles de l'âge viril. Différence bien grande, mais qui devient encore plus tranchée quand on ramène les deux classes à leur proportion normale. Comparée à la division précédente, celle-ci présente ce résultat, que le nombre de vieillards, porteurs de prostates d'un moyen volume, n'est que le dixième de celui qui représente les cas d'hypertrophie, et que, d'autre part, le chiffre indicateur du nombre des cas où cet organe conservait un volume moyen chez l'adulte, n'est pas même égal à celui des sujets qui ont offert à cet âge une augmentation de volume semblable à celle des vieillards.

Enfin les petites prostates présentent un rapport tout à fait inattendu : trois cas pour les vieillards et deux seulement pour les adultes.

Au total, sur vingt-six individus au delà de cinquante ans, on trouve vingt et une prostates déformées volumineuses, deux moyennes et trois petites.

Sur trente-quatre sujets au-dessous de cinquante ans, on rencontre dix-sept prostates volumineuses, quinze moyennes et deux petites.

Ces chiffres paraissent très significatifs et tendent à faire admettre que l'augmentation de volume ou les déformations de la prostate, sont extrêmement fréquentes chez les vieillards et se montrent parfois bien avant l'époque de cinquante ans. De telle sorte que dès l'âge de vingt ans, et surtout de trente à cinquante, on saisit une augmentation graduelle très marquée dans le nombre des cas qui sont rattachés à un état morbide ; que cette marche est démontrée par deux ordres de faits, d'abord le très petit nombre de vieillards chez lesquels la prostate présente encore le volume normal, ensuite le nombre si considérable des cas d'engorgements chez les sujets au-dessous de cinquante ans, lequel s'élève à plus de moitié des individus de cette classe.

Ce résultat fourni par l'examen comparatif du volume et de la forme de la prostate chez un certain nombre de sujets observés avec soin diffère sensiblement de ceux qui ont été indiqués par divers observateurs, tant sur ce qu'on doit appeler son état normal, que sur ses conditions exceptionnelles ou pathologiques. Les causes de cette différence se trouvent probablement dans le petit nombre des sujets examinés par ceux qui ont présenté ces résultats, et surtout par les préoccupations inséparables du but que chacun d'eux cherchait à atteindre. C'est ce qui nous a empêché d'en faire usage, surtout en ce qui concerne le prétendu volume de la prostate à l'état normal. Cette remarque s'applique également à la forme indiquée pour cet organe.

Mais il faut aussi reconnaître que l'examen comparatif du volume et de la forme, tel qu'il a été fait ici, ne saurait dégager d'une manière exacte ce qui constitue réellement l'état normal des autres conditions organiques. Cette manière de procéder permet de séparer les états extrêmes et de présenter une condition moyenne qu'on peut supposer se rapprocher beaucoup de l'état régulier ou normal, mais en définitive cette manière de procéder confond quatre états distincts qu'il faudrait séparer 1° les variations congénitales; 2° les conditions normales ou régulières; 3° les transformations qui, d'après l'opinion admise, seraient le résultat exclusif du progrès de l'âge; 4° celles bien plus nombreuses qui proviennent d'un état pathologique.

Comment distinguer ces divers éléments et faire à chacun d'eux la part qui lui revient? Cette distinction n'était pas possible avec les matériaux dont il nous était permis de disposer, des recherches d'un ordre tout différent auraient été nécessaires. L'examen d'un grand nombre de sujets de vingt à vingt-cinq ans aurait pu fournir les données relatives aux variétés congénitales. Enfin la connaissance des antécédents et l'étude approfondie des modifications de structure que présentent la prostate et les tissus environnants quand cet organe s'hypertrophie, peuvent seules permettre de distinguer ce qui appartient décidément à l'état normal, ou ce qu'il faut mettre sur le compte de l'engorgement pathologique.

L'absence de ces recherches, si regrettable qu'elle soit, ne saurait d'ailleurs infirmer la réalité des résultats signalés, ni modifier les conséquences qui en découlent relativement à la pratique du cathétérisme curviligne.

Une étude bien plus importante à ce dernier point de vue est celle de la disposition que des conditions anatomiques si variables impriment à la partie du canal qui traverse la prostate.

La coupe, suivant la ligne médiane, donne une notion précise sur la forme de la partie postérieure de la prostate, partie que l'on peut, à cause de son volume, considérer comme le corps de l'organe.

Ainsi considérée, cette partie offre diverses variétés très distinctes. Le plus souvent sa forme se rapproche de celle d'un cône à base tournée en haut et en arrière et dont le sommet tronqué affecte la situation opposée. Elle a été rencontrée vingt fois. La prostate est dite alors conique ou pyriforme. Chez d'autres sujets, au nombre de vingt-sept, on observe une disposition différente qui donne à la prostate la forme d'un rein. La base a perdu sa prépondérance quant au volume, la partie opposée présentant un développement à peu près égal; le nom de réniforme caractérise très bien cette disposition. Enfin dans certains cas plus rares, et dont le chiffre n'est que de onze, la base de la prostate présente un volume considérable par rapport à la longueur de cet organe, et ce volume se continue jusqu'à son extrémité inférieure qui se termine pour ainsi dire carrément; cette forme sera distinguée sous le nom de *quadrangulaire* qu'elle mérite parfaitement. Enfin, une dernière disposition plus rare que toutes les autres est celle qui présente la coupe de la prostate comme celle d'un corps cylindrique, disposé transversalement en anneau autour de l'extrémité supérieure de l'urèthre. Le n° 8 offre un exemple très remarquable de cette disposition. Les numéros 13, 56, 60, établissent une transition évidente entre la disposition dite réniforme et celle-ci, d'autant mieux qu'on remarque dans tous lexistence de ce que l'on appelle le lobe antérieur ou mieux sus-uréthral de la prostate.

On sait combien les anatomistes ont varié d'opinion sur la manière dont se comporte la prostate par rapport à la partie antérieure du canal. Les uns établissent que celui-ci repose dans une gouttière plus ou moins profonde de la face supérieure de la glande, se trouvant ainsi embrassé par elle, seulement en arrière et sur les côtés; les autres, admettant au contraire que cet organe se prolonge en avant, de façon à former un anneau complet autour de l'urèthre; d'autres enfin reconnaissant l'exactitude relative des faits qui ont servi de base à ces deux opinions extrêmes, établissent que l'on trouve en effet tantôt l'une et tantôt l'autre de ces deux dispositions. Mais dans quels rapports? C'est là une question importante à laquelle il n'a point été fait de réponse satisfaisante.

A en juger par les épreuves jointes à ce mémoire, les cas dans lesquels la glande présente un lobe antérieur, seraient en minorité et appartiendraient spécialement aux sujets chez lesquels on rencontre l'hypertrophie oula déformation de la prostate. Mais ce résultat devait déjà faire soupçonner qu'il existait dans cette région, à l'état normal, un tissu identique avec celui de la prostate; pour qu'on le rencontre parfois développé par l'engorgement, il faut qu'il existe le plus habituellement. Ces considérations qui s'étaient présentées à notre esprit après l'étude des pièces de la première série durent nous porter à examiner avec soin les dernières préparations. Il résulte de cet examen que, dans le plus grand nombre des cas, sinon dans tous une prolongation plus ou moins considérable du tissu prostatique se retrouve en avant du canal; que la forme du volume de cet appendice est excessivement variable, et que de plus cette partie sus-uréthrale de la prostate est habituellement formée, à l'état normal, par un tissu beaucoup plus mou que celui du corps même de l'organe. On dirait un tissu rudimentaire. Il se détache à peine à l'œil du lascis vasculaire au milieu duquel il est plongé; et il ne donne point au doigt la même sensation de densité, de fermeté, que le corps même de la prostate. Cette circonstance explique pourquoi cet appendice prostatique n'a point été marqué sur les empreintes; sa mollesse ne lui a pas permis d'imprimer ses contours dans le plâtre; le contraire n'est arrivé que dans les cas où ce tissu avait acquis, par une cause accidentelle, une fermeté beaucoup plus considérable, et alors les reliefs n'ont laissé aucun doute sur la forme de cette partie.

Une circonstance bien digne de remarque, c'est que cet appendice sus-uréthral peut prendre alors des dimensions très considérables, de manière à transformer la prostate en un tube à parois épaisses résistantes, enlevant toute espèce de flexibilité à la portion de l'urèthre qu'elle contourne. Le numéro 19 offre un bien remarquable exemple de cette condition anatomique. La conséquence pratique de ce fait, qui ne saurait échapper à personne, c'est que la sonde doit alors présenter exactement la courbure des parties, sous peine de ne pas les franchir.

La direction, la forme du canal, dans cette région, sont déterminées par celles de la prostate, qui l'embrasse dans presque toute sa circonférence; toutefois, dans les conditions les plus ordinaires, la glande a peu d'influence sur la paroi antérieure qui conserve, à cause de cela, la direction régulière du canal, tandis qu'il en est tout autrement de la paroi postérieure.

Considérée dans son ensemble, la paroi prostatique du canal est, en général, légèrement concave en avant; elle descend obliquement dans le même sens pour se réunir à la portion membraneuse qui remonte à sa rencontre. Ces conditions fondamentales peuvent cependant subir des modifications assez tranchées : la portion prostatique du canal perd souvent sa forme concave pour prendre une direction rectiligne; enfin, au lieu de descendre obliquement en avant, elle peut affecter une situation verticale. Sa rencontre avec la portion membraneuse peut se faire aussi dans des conditions très variables, suivant le degré de longueur et l'obliquité que présentent chacune de ces parties; enfin, si la concavité de la portion prostatique peut en quelque sorte disparaître, elle peut aussi se trouver tellement exagérée que le canal semble infléchi sur lui-même et que la direction de l'axe du col de la vessie soit totalement changée. Les n°s 13, 19, 36, 60, sont des exemples de cette disposition.

La paroi postérieure présente une physionomie très variable, dont la cause principale réside dans la situation et la forme du coude prostatique. Pour comprendre la très grande différence qui existe, sous ce rapport, entre certains sujets, il faut tenir compte d'une circonstance qui n'a pas été convenablement signalée par les observateurs. C'est la différence de situation du verumontanum et de la dilatation prostatique qui lui correspond, suivant le rapport de développement que présentent entre elles les parties de la prostate placées au-dessus et au-dessous de ce point. D'après tous les anatomistes, les canaux éjaculateurs viendraient généralement s'ouvrir vers la partie inférieure de la glande; il s'en faut de beaucoup que cette assertion représente la réalité : la situation du verumontanum est plus variable qu'on ne le croit.

Tantôt cette éminence se trouve placée tout à fait en bas, de manière que la portion de la prostate qui se trouve habituellement au-dessous de lui n'existe pas, les nos 1, 3, 12, 31, 4, **8**, **10** (1), en fournissent la preuve, plus souvent l'insertion des canaux éjaculateurs se fait un peu au-dessus de l'extrémité inférieure de la glande, extrémité qui peut alors être désignée par le nom de *sous-montanale;* on en trouve des exemples sur les nos 6, 7, 14, 21, 38, **11**, **23**, **43**, **44**; plus communément encore, cette ouverture se fait plus haut, de manière à donner à la portion sous-montanale un volume équivalant au tiers de celui de la glande, c'est ce que l'on voit sur les nos 2, 5, 16, 35, 39, 50, **9**, **13**, **27**, **28**, **30**, **36**, **37**, **47**, **49**, **53**, **55**, **56**, **57**, **58**, **59**. Enfin, dans des circonstances presque aussi fréquentes, le verumontanum et le coude prostatique se trouvent encore reportés plus haut, de telle sorte que la partie sous-montanale de la prostate comprend environ la moitié de la hauteur de la glande : les nos 18, 20, 24, 26, 48, **15**, **17**, **22**, **25**, **29**, **32**, **33**, **34**, **45**, **46**, **51**, **52**, **54**, **60**, établissent la réalité de cette assertion ; d'autre part, le verumontanum peut se trouver encore placé plus haut, dans des cas rares à la vérité. Il se trouve ainsi situé au-dessus de la partie moyenne de la prostate, comme dans les nos 40, **19**, **41**, **42**.

Ces faits établissent que, sur soixante sujets compris entre vingt-deux et quatre-vingt-quatre ans, l'ouverture des canaux et le coude prostatique qui lui correspond sont situés, dans un tiers des cas, au niveau du point de réunion du tiers inférieur de la glande et, pour un autre tiers des sujets, un peu au-dessous de la partie moyenne. Les circonstances dans lesquelles la portion sous-montanale occupe moins du quart de la hauteur de la glande se retrouvent à peine sur le quart des sujets, et ce n'est que sur le dixième que l'on observe l'absence complète de la portion sous-montanale.

Cette étude n'est pas, tant s'en faut, sans importance pratique, car il est évident que si la direction de la partie sus-montanale de la prostate fait obstacle à l'introduction de la sonde, on aura d'autant moins de chances de déprimer cet obstacle avec le bout de la sonde que la portion sous-

(1) Les numéros en chiffres gras indiquent les pièces qui présentent une hypertrophie de la prostate.

montanale sera plus développée. En effet, chaque fois que l'instrument est poussé de manière à déprimer la partie supérieure de la glande, le mouvement communiqué est transmis à la partie inférieure qui vient prendre un point d'appui sur l'instrument pour résister à cette impulsion. Les choses se passent tout différemment lorsque la portion sous-montanale est très petite ou n'existe pas, rien ne s'opposant alors à ce que l'urèthre se redresse un peu dans ce point pour permettre le refoulement en arrière du corps prostatique; en un mot, plus le coude prostatique est porté haut, moins il est redressable.

Quelle est l'influence de l'hypertrophie sur cette situation du coude prostatique? On constate à cet égard que, dans certains cas, la partie inférieure de la glande reste très petite alors que la partie supérieure paraît tuméfiée; c'est ce que l'on rencontre dans les cas de la deuxième série, dont les numéros ont été notés comme appartenant aux cas d'hypertrophie. Cet état pathologique tend alors à abaisser la situation du coude prostatique. Dans les cas, en bien plus grand nombre, où la partie sous-montanale est remarquablement développée proportionnellement à l'autre, on trouve à peine un tiers des sujets chez lesquels cette condition se rencontre sans hypertrophie apparente; et la quatrième série, dans laquelle les cas d'hypertrophie ont été généralement consignés, démontre cette proportion.

D'où il résulte que cette situation du coude prostatique est fréquente dans l'état normal, et que l'hypertrophie, atteignant alors également les deux parties de la prostate, ne change point la situation relative du col.

L'examen des cas peu nombreux où la partie supérieure de la glande est moins volumineuse que l'autre, semble prouver que la tuméfaction, portée alors sur cette dernière partie, est la seule cause de l'élévation du verumontanum.

Considérée relativement au col de la vessie, la situation du coude prostatique varie en raison du volume de la partie sus-montanale de la prostate. Chez nos sujets, on voit que, dans onze cas, la distance était au-dessus de 15 millimètres; dans trente, elle était renfermée entre 15 et 20 inclusivement; enfin, cette distance s'élevait de 21 à 25 millimètres chez quinze sujets, et dépassait ce chiffre chez trois seulement, ainsi qu'on le voit dans le tableau suivant :

DISTANCE en millimètres.	NOMBRE des cas.	NUMÉROS DES PIÈCES.	NOMBRE par groupes.
10	1	26	
11	1	17	
12	3	13, 15, 19	
13	3	2, 16, 60	11
14	3	22, 25, 22	
15	5	5, 9, 10, 24, 32	
16	3	18, 40, 42	
17	5	14, 28, 34, 39, 52	
18	5	31, 41, 54, 56, 57	31
19	5	8, 40, 51, 53, 55	
20	8	1, 4, 7, 21, 27, 35, 37, 50	
21	2	49, 58	
22	6	23, 30, 38, 45, 37, 48	
23	2	6, 10	15
24	1	59	
25	4	11, 12, 29, 44	
26	1	36	
27	1	3	3
30	1	43	

La distance se trouve donc habituellement circonscrite entre 15 et 25 millimètres et se rapproche souvent de la moyenne 20. Les variations de cette mesure n'en sont pas moins très remarquables et surtout importantes, en ce qu'elles apprennent que l'obstacle apporté au cathétérisme par cette partie peut être situé dans des conditions très différentes par rapport à l'ouverture vésicale. Ainsi, dans les deux cas extrêmes, cet obstacle se serait trouvé à 30 millimètres du col chez le sujet n° 43, et à 10 seulement dans le cas du n° 26.

Dans le plus grand nombre des cas, la dilatation du canal est bornée à la région du verumontanum, mais, chez quelques sujets, ce mouvement de retrait, en arrière de la paroi postérieure, commence beaucoup plus tôt ou plus près du col vésical, ce qui donne plus de largeur à cette portion du canal, et prolonge par en haut la dilatation formée par le coude prostatique. Il existe alors, entre le col vésical et le verumontanum, une petite cavité ovoïde où le bec d'une sonde trouve à se mouvoir avec une certaine facilité, de façon à tromper les personnes peu expérimentées dans le cathétérisme, en leur faisant croire que l'instrument est arrivé dans la vessie; par contre, le coude prostatique et la dilatation uréthrale manquent presque complétement chez certains sujets : ces deux dispositions paraissent du reste également rares.

Le col de la vessie, signalé par tous les observateurs modernes comme le siége de lésions assez fréquentes, telles que les valvules de la muqueuse, l'hypertrophie du lobe moyen, le développement anormal de la luette vésicale..., ne nous a rien offert de remarquable de ce côté; cependant, dans trois ou quatre cas, il a été constaté que la lèvre postérieure du col était assez extensible, et pouvait peut-être se déployer sur l'orifice de l'urèthre lorsque celui-ci était fermé par une contraction un peu énergique. L'orifice vésical a paru conserver sa forme et son calibre dans les cas d'hypertrophie de la prostate; et c'est un résultat digne de remarque que, sur soixante sujets qui ont offert pour plus de moitié un état de tuméfaction de cet organe, des lésions, qui sont, au dire de certains observateurs, très communes dans ce cas, ne se soient pas présentées bien clairement. Nous nous bornerons, en ce moment, à signaler ce fait, dont les conséquences seront présentées à l'occasion de l'examen des obstacles au cathétérisme, qui résident au voisinage du col de la vessie.

Portion membraneuse de l'urèthre. — Elle n'entre pas tout entière dans la section postérieure de la courbe uréthrale, puisqu'elle s'avance, dans une petite étendue, au-devant de l'aponévrose moyenne ou, tout au moins, de la ligne qui sépare les deux sections; mais, comme il importe d'étudier une partie de l'urèthre présentant des caractères qui la distinguent essentiellement des deux autres parties, et dont les conditions anatomiques n'ont pas moins d'influence sur la marche des instruments, il y aura lieu de la considérer successivement au double point de vue de sa disposition générale et de sa situation pour la plus grande partie de son étendue dans la section postérieure de la courbe uréthrale.

Les variations que présente cette partie sous le quadruple rapport de la situation, de la longueur, de la direction, de la courbure, sont tout aussi remarquables que celles qui ont été signalées pour les autres éléments anatomiques.

La situation, au milieu des couches qui forment le plancher du bassin, est bien loin d'être toujours la même ; on la trouve tantôt fortement portée en arrière, comme dans les n°s 7, 9, 19, 20, 31, 60, et surtout dans le n° 14; tantôt, au contraire, elle est située bien plus en avant, et dépasse l'axe pubien d'une quantité remarquable, proportionnellement à sa longueur, comme dans les n°s 1, 3, 4, 5, 8, 24, 28, 34, 42, 44, 45, 47, 50, 51, 54; enfin, on voit dans le n° 48 une exagération manifeste de cette situation. Le nombre des cas indiqués de part et d'autre prouve que cette dernière disposition est bien plus commune que la première. Dans le plus grand nombre des cas (37) la portion membraneuse occupe une situation moyenne, en vertu de laquelle les deux tiers ou les trois quarts de son étendue se trouvent en arrière de l'axe pubien.

La direction n'est pas plus constante que la situation; tantôt presque complétement horizontale, la portion membraneuse affecte, dans certains cas, une obliquité très prononcée : ces deux conditions opposées ne présentent, du reste, un caractère tranché que lorsque la courbure s'efface, et que cette partie offre une disposition plus ou moins rectiligne. La direction presque horizontale se remarque dans les pièces n°s 3, 23, 24, 26, 28, 29, 30, 32, 34, 36, 38, 39, 42, 43, 47, 49, 50, 51, 54, cette disposition coïncidant tantôt avec un canal court et une prostate petite ou moyenne, tantôt, au contraire, avec un canal long et une prostate tuméfiée; ce qui explique alors la différence de situation du col vésical que présentent ces divers cas. L'obliquité extrême de la portion membraneuse paraît plus rare que la situation précédente, les pièces n°s 7, 14, 13, 17, 19, 20, 56, 60, en sont les seuls exemples : cette disposition coïncide en général avec une certaine élévation du col. Dans un peu plus de la moitié des cas (33), l'obliquité de la portion membraneuse est manifeste, bien que renfermée dans des limites assez restreintes : la direction spéciale de la paroi inférieure de l'urèthre, qui présente si fréquemment une ligne droite, étendue de la dilatation bulbeuse au coude prostatique, permet de l'apprécier au premier coup d'œil.

Courbure.— Nulle dans certains cas, extrêmement marquée, dans d'autres, elle est, en général, très peu prononcée, la portion membraneuse marchant habituellement presque en ligne droite à la rencontre de la prostate ; cependant, si la paroi inférieure accuse d'ordinaire assez nettement cette direction, d'autre part, la paroi supérieure indique un certain degré d'incurvation non moins évident. La courbure manque plus ou moins complétement dans les n°s 5, 6, 8, 9, 12, 15, 19, 29, 33, 34, 39, 45, 49, 50, 51, 53, 55, 56; elle est, au contraire, exagérée chez les sujets n°s 13, 16, 17, 18, 22, 37, 40, 44, 57, 60. Cette dernière disposition est donc moins fréquente que l'autre, et toutes deux réunies ne présentent pas la moitié des sujets, laquelle appartient tout entière à la condition intermédiaire.

Les différences de longueur sont tout aussi marquées que dans les deux autres portions ; il est facile de voir que le rapport qui les représente est au moins de 1 : 2,5. La longueur de cette portion est habituellement en raison de celles du canal : les n°s 11, 14, 21, 23, 25, 29, 35, 36, 41, 48, qui présentent les dimensions les plus restreintes, appartiennent à des canaux de petite ou de moyenne longueur. Les n°s 13, 15, 16, 17, 18, 19, 20, 22, 34, 38, 42, 45, 46, 50, 51, 52, 53, 56, 57, 59, 60, dont la portion membraneuse est longue, appartiennent à des canaux de grande dimension. Cette portion de la courbure de l'urèthre est donc celle qui a le plus d'influence sur la longueur totale du canal.

Nous terminerons ici ce que l'on peut appeler l'étude analytique des variétés infinies que peut présenter le canal ; cette étude, pleine d'intérêt, peut être faite sur la nature même par l'examen des pièces ci-jointes qui la représentent fidèlement. La note détaillée qui a été placée à côté de chaque cas particulier permet d'en saisir promptement tous les caractères et de les comparer, sous ce rapport, avec les autres, ainsi que nous l'avons fait dans les considérations qui précèdent. Ce sont là les preuves, les bases de notre opinion sur la véritable forme de l'urèthre, forme qui, malgré ses nombreuses variations, représente toujours un arc plus vaste, plus largement courbé qu'on ne le croit aujourd'hui.

CHAPITRE V.

(Suite.)

ANATOMIE, FIGURES.

> Nulla est pro certo noscendi via, nisi quam plurimas..... dissectionum historias..... collectas habere et inter se comparare. MORGAGNI.

FIGURE 1.

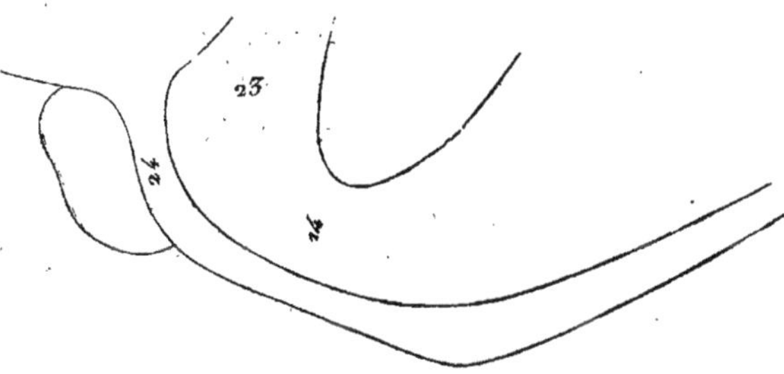

FIG. 1. — Quarante-six ans, taille moyenne. Canal très petit. Courbure assez prononcée, dilatation bulbeuse très marquée, abaissée et portée en avant. Coude prostatique arrondi et placé à 20 millimètres du col. Portion prostatique courte, concave, dirigée obliquement. Portion membraneuse longue, plutôt horizontale qu'oblique. La distance entre la partie inférieure de la symphyse et le canal diminue sensiblement (14) et le col ne s'élève que faiblement (24) derrière le pubis, mais il se rapproche assez de cet os (23) pour rendre un peu de profondeur à la courbe postérieure. La longueur de celle-ci n'est que de 34 millimètres. La courbe entière mesure à peine 90 millimètres. Prostate de volume moyen rectangulaire. Portion sous-montanale nulle ou très petite.

FIGURE 2.

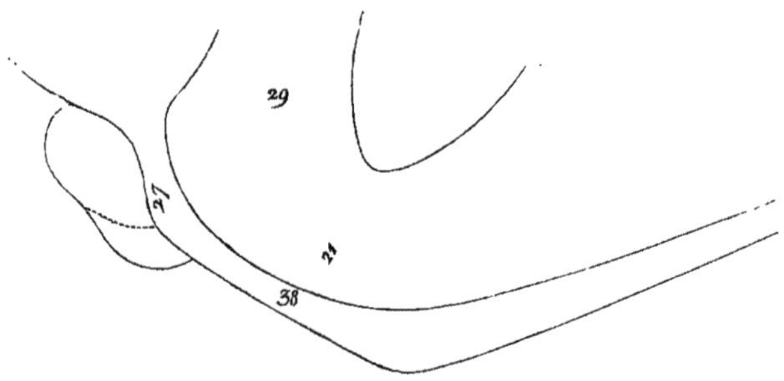

FIG. 2.—Trente-sept ans, taille moyenne. Canal très petit, courbure moyenne; dilatation bulbeuse très marquée portée en arrière. Coude prostatique anguleux, situé à 13 millimètres du col. Portion prostatique courte, rectiligne et verticale. Portion membraneuse courte, dirigée obliquement de bas en haut. Le canal s'abaisse (21) en passant sous la symphyse; mais comme il remonte peu en arrière (27). La courbe postérieure perd beaucoup de sa longueur; sa profondeur est par contre augmentée par un léger rapprochement en arrière (29). La courbe postérieure a 38 millimètres. Les deux courbes réunies mesurent 90 millimètres. Prostate de volume moyen réniforme; portion sous-montanale formant le tiers de la masse.

FIGURE 3.

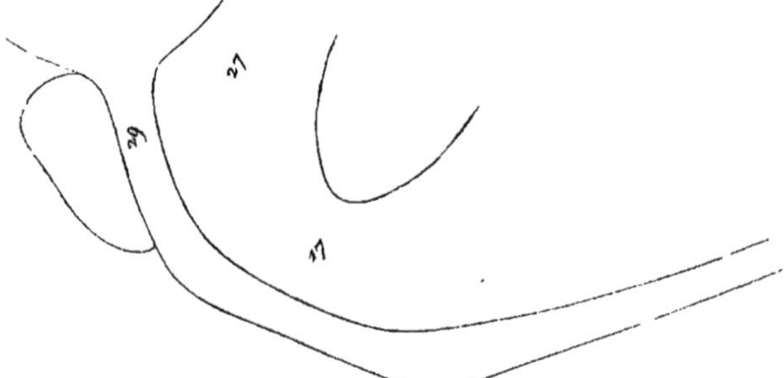

FIG. 3.— Soixante et dix ans, taille élevée. Canal petit, courbure moyenne; dilatation bulbeuse marquée, portée en avant. Coude prostatique arrondi, éloigné du col de 27 millimètres. Portion prostatique longue, rectiligne, oblique. Portion membraneuse courte et presque horizontale. Le passage du canal sous la symphyse se fait à la distance moyenne (17); le col s'élève peu derrière elle (29), mais comme il se rapproche des pubis en arrière (17): la courbure est encore assez prononcée. La courbe postérieure offre 42 millimètres de longueur. Les deux portions réunies présentent environ 95 millimètres. Prostate de volume moyen conique. Portion sous-montanale nulle.

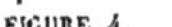

FIGURE 4.

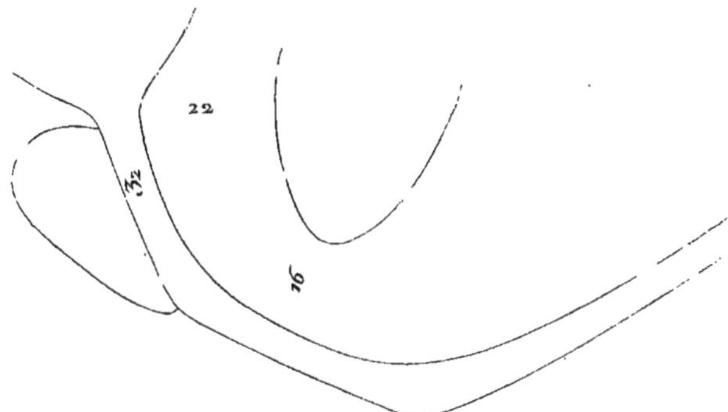

FIG. 4. — Trente ans, taille moyenne. Canal petit, courbure prononcée. Dilatation bulbeuse très marquée, portée en avant et abaissée. Coude prostatique peu marqué, placé à 20 millimètres du col. Portion prostatique longue, rectiligne oblique; portion membraneuse longue et obliquement dirigée vers la précédente. Le canal se rapproche à peine de la symphyse en passant au-dessous d'elle (16) et se relève régulièrement en arrière (32). Le col se rapproche au contraire beaucoup de la face postérieure des pubis (22). Le ligament suspenseur est court comme le ligament pubio-prostatique; ce qui donne de la profondeur à la courbe uréthrale. La section postérieure offre 42 millimètres de longueur et l'ensemble 100. Prostate de volume moyen conique; portion sous-montanale très petite.

FIGURE 5.

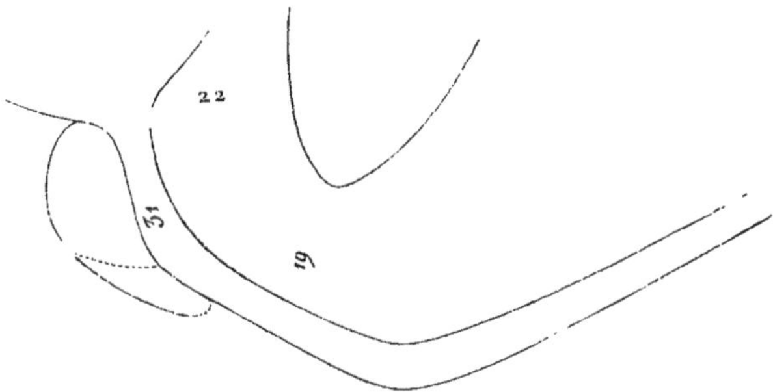

FIG. 5. — Quarante-cinq ans, taille élevée, canal petit, courbure prononcée. Dilatation bulbeuse peu marquée, abaissée, portée en arrière. Coude prostatique marqué, mais arrondi, situé à 15 millimètres au-dessous du col. Portion prostatique de longueur moyenne, rectiligne, et verticale. Portion membraneuse courte, oblique de bas en haut. La distance entre la partie inférieure de la symphyse et le canal est augmentée (19) et le col se relève régulièrement derrière les pubis (31); il se rapproche au contraire beaucoup de la symphyse (22), ce qui donne de l'incurvation à cette partie de l'urèthre. La longueur de cette section postérieure est de 40 millimètres; la courbe entière 95. Prostate de volume moyen piriforme. Portion sous-montanale très marquée.

FIGURE 6.

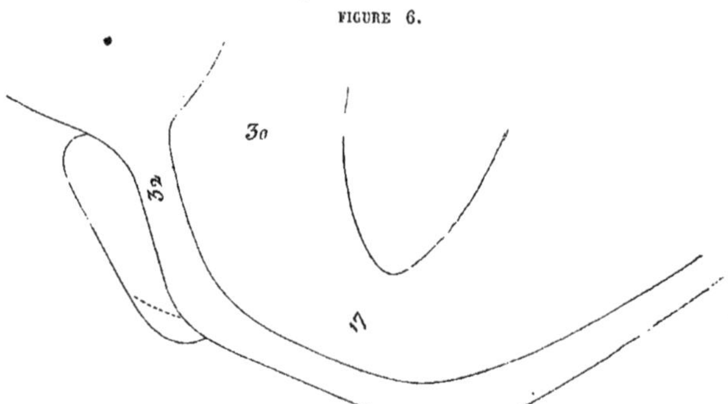

Fig. 6. — Quarante-deux ans, taille moyenne, canal petit, courbe prononcée ; dilatation bulbeuse marquée. Coude prostatique très marqué, abaissé à 23 millimètres au-dessous du col. Portion prostatique longue, rectiligne, presque verticale. Portion membraneuse courte, presque horizontale. La distance entre le canal et l'arcade pubienne égale à la moyenne (17), ainsi que l'élévation du col derrière les pubis (32), et l'écartement en arrière (30). Le ligament suspenseur court contribue à augmenter la courbure du canal. La section postérieure a 48 millimètres de long, sa courbe totale 100. Prostate mince et allongée réniforme. Portion sous-montanale marquée.

FIGURE 7.

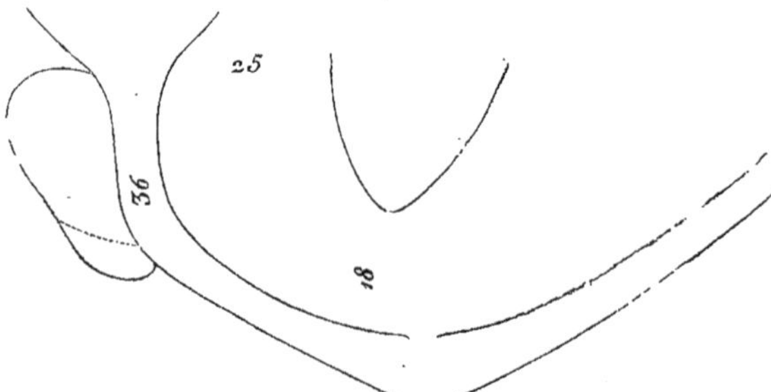

Fig. 7. — Quarante ans, taille élevée. Canal petit. Courbure prononcée. Dilatation très marquée, abaissée, portée en arrière. Coude prostatique arrondi, abaissé à 20 millimètres du col. Portion prostatique, longue, rectiligne et verticale ; portion membraneuse longue et très oblique. Le passage du canal sous l'arcade pubienne se fait presque à la distance moyenne (18), mais le col se relève fortement derrière les pubis (36) et s'en rapproche aussi en arrière (25), double circonstance qui augmente la courbe uréthrale dans ce sens. En avant la brièveté du suspenseur produit le même effet. La section postérieure est longue de 49 millimètres ; la courbe entière de 100. Prostate de volume moyen, piriforme. Portion sous-montanale un peu marquée.

FIGURE 8.

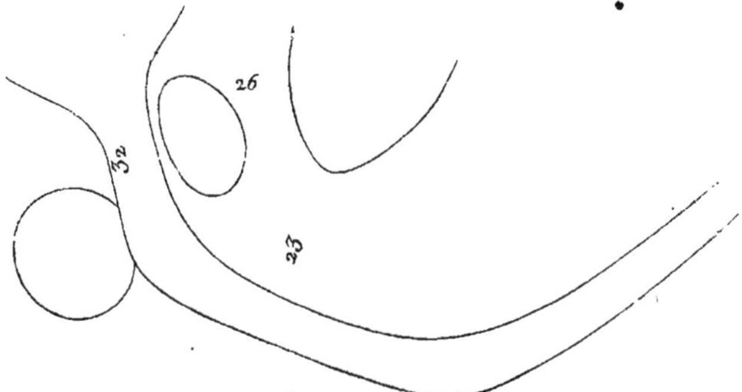

FIG. 8. — Soixante et dix ans, taille élevée. Canal moyen. Courbure prononcée. Dilatation bulbeuse peu prononcée, sans doute par suite de la largeur du canal, abaissée et portée en avant. Coude prostatique arrondi, placé à 19 millimètres au-dessous du col. Portion prostatique de longueur moyenne, très large, rectiligne, un peu oblique. Portion membraneuse longue, presque horizontale. Le canal s'éloigne très sensiblement de l'arcade pubienne (23), mais par contre il remonte régulièrement en arrière (32). Le col se rapproche des pubis (26), ce qui dessine davantage la courbe postérieure. L'attache élevée du ligament suspenseur produit le même effet en avant. La section postérieure offre 42 millimètres de longueur, et la courbe totale 105. Prostate irrégulière, formée de deux lobes arrondis, durs, fibreux, situés l'un en avant, l'autre en arrière.

FIGURE 9.

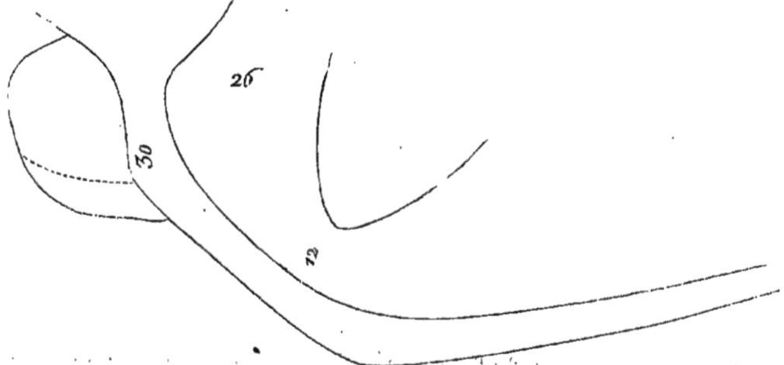

FIG. 9. — Quarante ans, taille élevée. Canal moyen. Courbure peu prononcée. Dilatation bulbeuse peu marquée, portée en arrière. Coude prostatique anguleux, placé à 15 millimètres du col. Portion prostatique courte, rectiligne, un peu oblique. Portion membraneuse courte, très oblique. Le canal se rapproche beaucoup de l'arcade pubienne (12), ce qui effacerait sa courbure, s'il ne remontait régulièrement au-dessus de ce niveau (30), et s'il ne se rapprochait beaucoup de la face postérieure des pubis (26). La section postérieure offre 41 millimètres de longueur, et les deux sections réunies 95 environ. Prostate volumineuse rectangulaire. Portion sous-montanale volumineuse.

FIGURE 10.

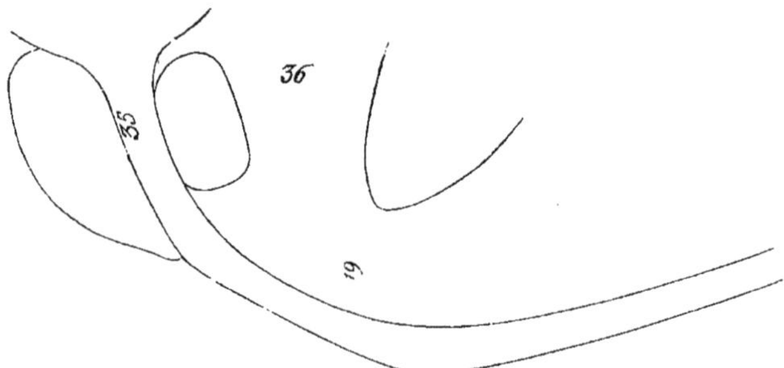

Fig. 10. — Quatre-vingts ans, taille moyenne. Canal moyen. Courbure peu prononcée. Dilatation bulbeuse peu prononcée, repoussée en arrière. Coude prostatique très peu marqué, abaissé à 23 millimètres au-dessous du col. Portion prostatique longue, rectiligne, très oblique. Portion membraneuse très courte, presque horizontale. Abaissement léger du canal sous les pubis (19). Élévation prononcée derrière eux (35), mais avec un écartement considérable (36), qui diminue la profondeur de la courbe postérieure. La longueur de celle-ci est de 47 millimètres; ses deux sections réunies font 100 millimètres. Prostate volumineuse et rectangulaire en arrière. Portion sous-montanale nulle. Lobe sus-uréthral volumineux réniforme.

FIGURE 11.

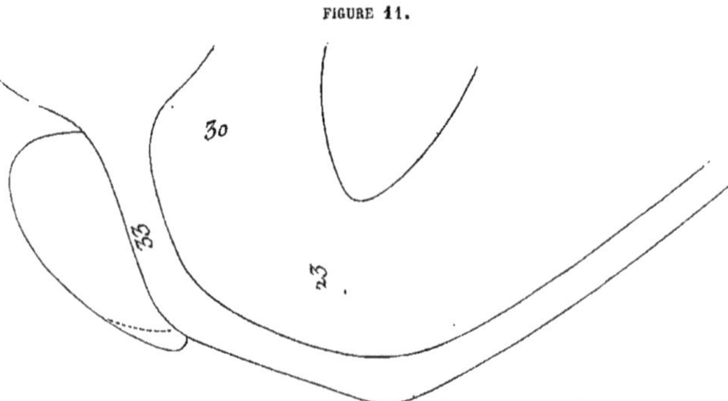

Fig. 11. — Trente ans, taille élevée. Canal moyen. Courbure très marquée. Dilatation bulbeuse peu marquée, portée en arrière. Coude prostatique marqué, arrondi, abaissé, à 20 millimètres au-dessous du col. Portion prostatique longue, rectiligne, peu oblique. Portion membraneuse très courte presque horizontale. Abaissement très considérable du canal à son passage sous le pubis (28). Élévation du col derrière (23). Pas d'augmentation de la distance entre le col et la symphyse en arrière (30). Ligament suspenseur court. La section postérieure a 45 millimètres, les deux réunies 105. Prostate volumineuse, allongée, piriforme Portion sous-montanale presque nulle.

FIGURE 12.

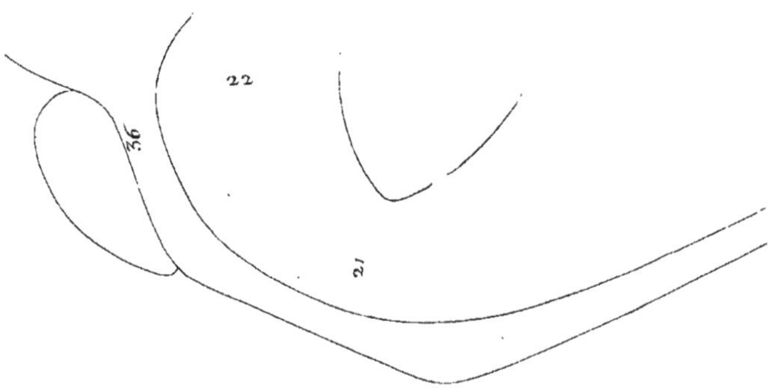

Fig. 12. — Quarante-cinq ans, taille élevée. Canal moyen. Courbure moyenne. Dilatation bulbeuse très marquée. Coude prostatique marqué, arrondi, abaissé à 25 millimètres au-dessous du col. Portion prostatique longue, rectiligne, peu oblique. Portion membraneuse, courte, presque horizontale. Le canal s'éloigne des pubis sous la symphyse (21), et comme il se relève beaucoup en arrière au-dessus de ce niveau (36), en même temps qu'il s'écarte un peu de la face postérieure des pubis (32) ; il s'ensuit que la courbe postérieure est vaste, bien que peu profonde. Elle mesure 52 millimètres, et la courbure entière 205. Prostate moyenne réniforme. Portion sous-montanale nulle.

FIGURE 13.

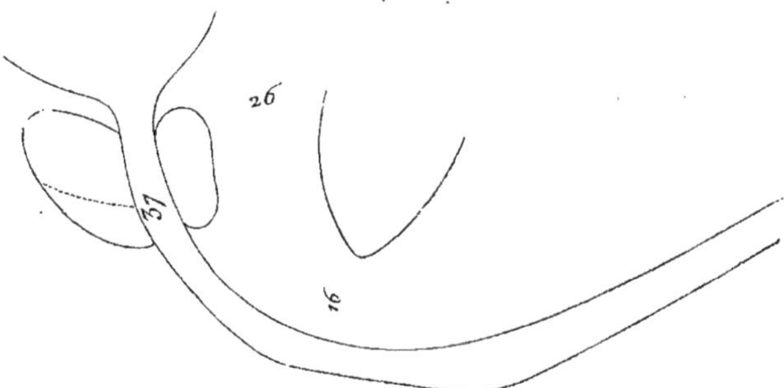

Fig. 13. — Quarante ans, taille élevée. Grand canal. Courbure moyenne. Dilatation bulbeuse peu marquée. Coude prostatique effacé à 12 millimètres du col. Portion prostatique courbe, légèrement oblique. Portion membraneuse très longue et remarquablement courbe. Le canal se rapproche un peu des pubis (16), ce qui tend à effacer sa courbure, c'est en effet ce qui arrive en avant, sur la longueur du ligament suspenseur, concourt au même but. En arrière au contraire l'ascension très prononcée du col (37), et son rapprochement des pubis (26) donne à cette portion une grande longueur et une courbure prononcée ; elle mesure 46 millimètres, sa courbure entière 100. Prostate embrassant le col entier piriforme en arrière ; portion sous-montanale formant un tiers. Lobe sus-uréthral, volumineux, ovoïde.

FIGURE 14.

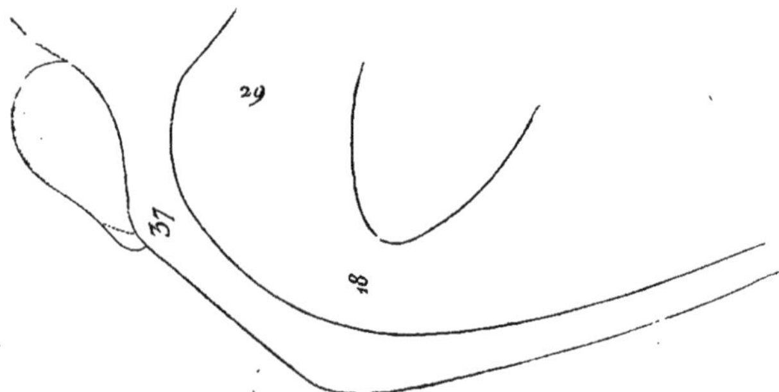

Fig. 14. — Quarante et un ans, taille élevée. Grand canal. Courbure moyenne. Dilatation bulbeuse très marquée et fortement projetée en arrière. Coude prostatique anguleux, situé à 17 millimètres du col. Portion prostatique longue, rectiligne, verticale, très large. Portion membraneuse très courte, oblique, ascendante, rectiligne, large. Passage sous la symphyse au-dessous de la distance moyenne (18). Élévation remarquable derrière les pubis (37). Écartement du col en arrière légèrement diminué (29). La section postérieure longue et régulièrement formée, offre ainsi 50 millimètres d'étendue. La courbe de la section antérieure est au contraire bien amoindrie. La courbure totale est de 105 millimètres. Prostate moyenne, pyriforme. Portion sous-montanale nulle.

FIGURE 15.

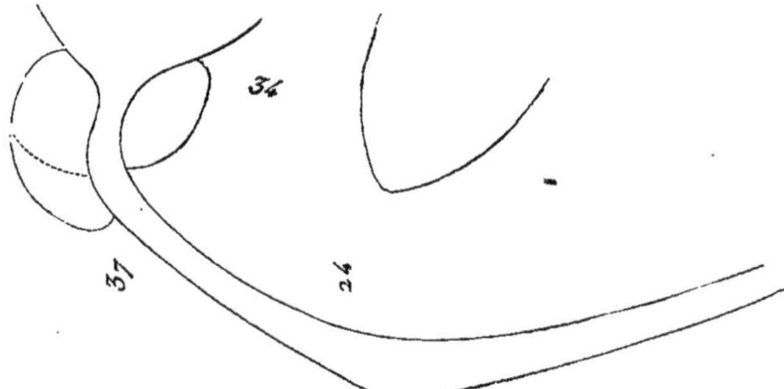

Fig. 15.—Soixante et dix ans, taille élevée. Grand canal. Courbure prononcée. Dilatation bulbeuse très marquée, portée en arrière. Coude prostatique très marqué, arrondi, placé à 12 millimètres du col. Portion prostatique curviligne, de manière à imprimer à cette partie du canal une très forte courbure, tout à fait anormale. Portion membraneuse, longue, étroite, très oblique. Le canal s'abaisse beaucoup en passant sous l'arcade pubienne (24), et à cette première cause d'incurvation vient se joindre une élévation considérable derrière la symphyse (37) et un écartement encore plus notable du col en arrière (34). Cette section postérieure du canal mesure 52 millimètres et la courbure entière 105. Prostate irrégulière, réniforme, dont la portion sous-montanale forme la moitié. Lobe sus-uréthral ovoïde, situé très haut.

FIGURE 16.

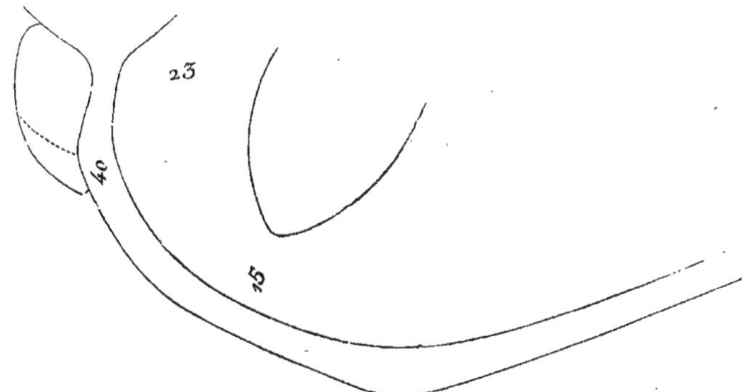

Fig. 16. — Cinquante-cinq ans, taille moyenne. Grand canal. Courbure très prononcée. Dilatation bulbeuse marquée, portée en avant. Coude prostatique peu marqué, placé à 13 millimètres du col. Portion prostatique de longueur moyenne, curviligne, verticale. Portion membraneuse, très longue, horizontale d'abord, puis fortement courbée pour gagner la portion prostatique. Le canal se rapproche de la voûte pubienne (15) et se relève ensuite très haut derrière elle (40), en s'en rapprochant beaucoup plus que de coutume (23). La section postérieure très courbe mesure 49 millimètres ; les deux sections réunies donnent 115. Prostate petite, pyriforme. Portion sous-montanale marquée.

FIGURE 17.

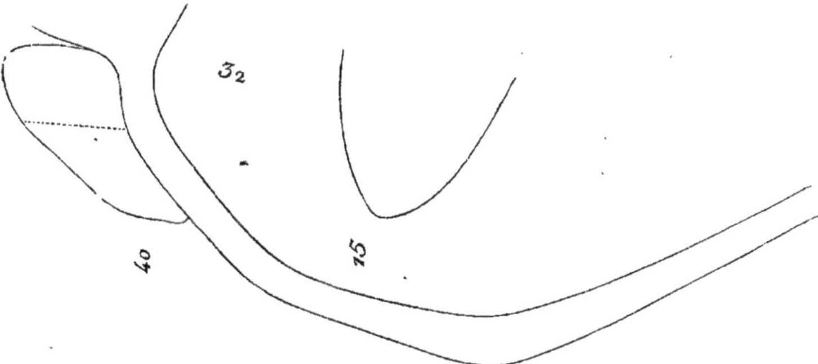

Fig. 17. — Quarante-huit ans, taille élevée. Grand canal. Courbure vaste. Dilatation bulbeuse marquée. Coude prostatique presque nul, placé à 11 millimètres du col. Portion prostatique longue, curviligne, oblique. Portion membraneuse très longue, horizontale d'abord, puis se recourbant pour devenir oblique. Le canal se rapproche de l'arcade pubienne (15), mais il se relève très fortement derrière (40) et s'en écarte proportionnellement aussi (32). La courbure générale a de l'ampleur, sans beaucoup de profondeur. La section postérieure porte 54 millimètres, l'ensemble 115. Prostate volumineuse, pyriforme, dont la portion sous-montanale forme la moitié.

FIGURE 18.

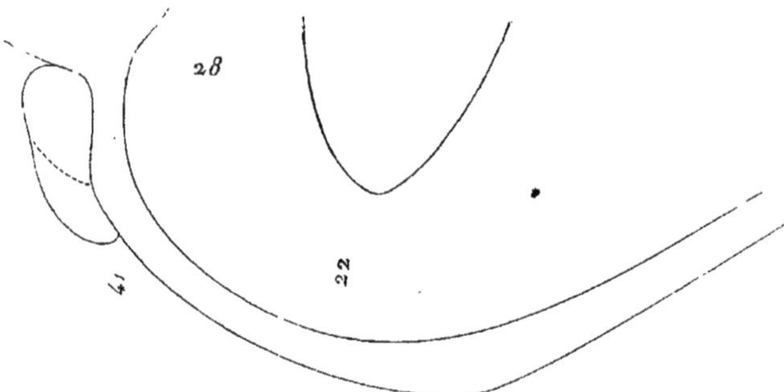

FIG. 18. — Cinquante ans, taille élevée. Grand canal. Courbure profonde. Dilatation bulbeuse peu marquée. Coude prostatique peu marqué, arrondi, placé à 16 millimètres du col. Portion prostatique longue, concave, verticale. Portion membraneuse très longue et régulièrement courbe. Le canal s'éloigne de l'arcade pubienne (22), et remonte très fortement derrière la symphyse (41) et s'en rapproche en arrière (28), ce qui rend la section postérieure longue et profonde ; elle mesure 55 millimètres et sa courbe entière 120. Prostate petite, réniforme, dont la partie sous-montanale forme presque moitié.

FIGURE 19.

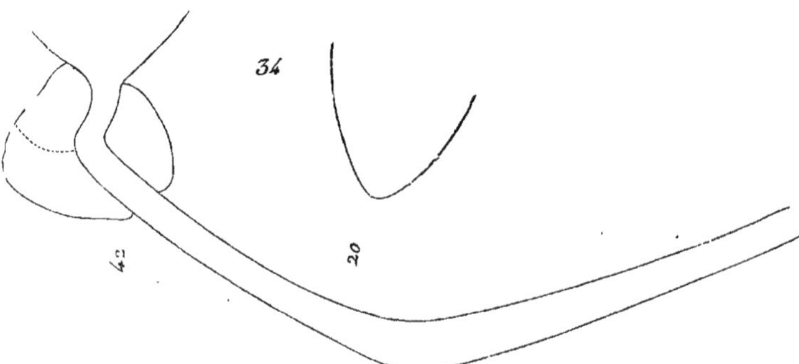

FIG. 19. — Quarante-cinq ans, taille élevée. Grand canal. Courbure vaste mais irrégulière. Dilatation bulbeuse marquée et reculée en arrière. Coude prostatique anguleux très marqué, placé à 12 millimètres du col. Portion prostatique longue, concave ou plutôt coudée, irrégulière. Portion membraneuse longue, rectiligne, oblique ascendante. Abaissement du canal sous les pubis (20), coïncidant avec une élévation très forte du col (42) et un écartement remarquable derrière les pubis (34). De là les grandes dimensions de la courbe postérieure qui mesure 60 millimètres. Les deux sections réunies donnent 120 millimètres. Prostate semi-lunaire, dans laquelle la portion sous-montanale forme celle de la moitié du volume. Lobe sus-uréthral triangulaire.

FIGURE 20.

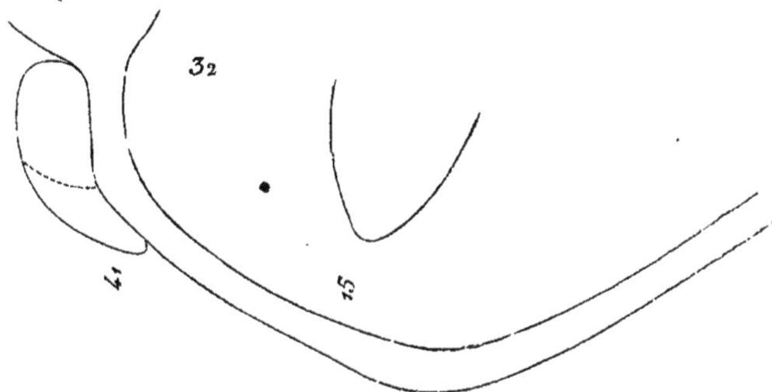

Fig. 20. — Trente-quatre ans, taille moyenne. Grand canal. Courbure vaste. Dilatation bulbeuse peu marquée. Coude prostatique peu marqué, placé à 15 millimètres du col. Portion prostatique longue, concave, oblique. Portion membraneuse oblique, ascendante. La distance entre le canal et l'arcade pubienne diminue (15). Élévation très forte derrière le pubis (41), un peu d'augmentation de l'écartement en arrière (32). Courbe postérieure longue et profonde, mesurant 55 millimètres; sa courbe totale est de 120. Prostate petite, réniforme ; la portion sous-montanale en forme le tiers.

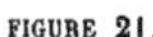
FIGURE 21.

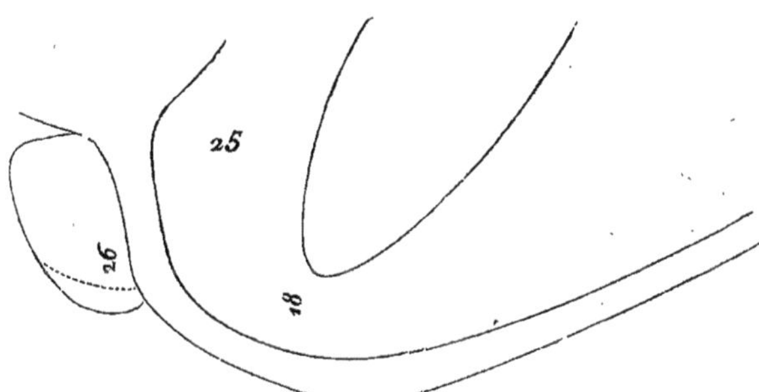

Fig. 21. — Vingt-deux ans. Canal très petit. Courbure prononcée. Dilatation bulbeuse peu marquée, portée en arrière. Coude prostatique arrondi, placé à 20 millimètres du col. Portion prostatique longue, rectiligne, oblique. Portion membraneuse courte, horizontale. Le canal s'abaisse un peu en passant sous les pubis (18), et ne se relève pas normalement derrière eux (26) ; mais il s'en rapproche beaucoup (25), ce qui rend à la courbure postérieure une certaine profondeur. La longueur de celle-ci est de 38 millimètres ; la courbe entière est de 80 millimètres. Prostate médiocrement volumineuse, rectangulaire. Portion sous-montanale nulle.

FIGURE 22.

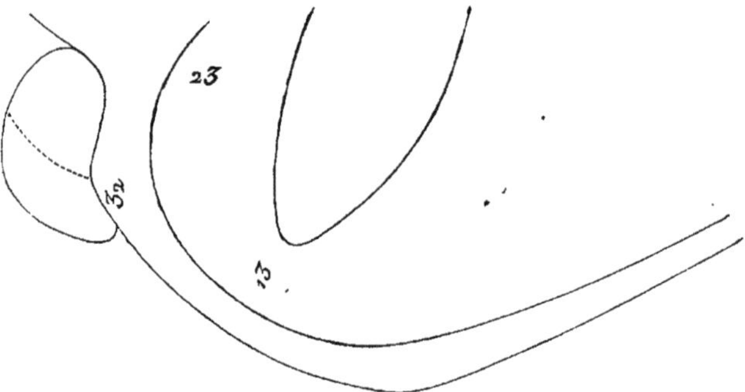

Fig. 22. — Cinquante-six ans. Canal petit. Courbure prononcée. Dilatation bulbeuse peu marquée, portée en avant. Coude prostatique anguleux, placé à 14 millimètres du col. Portion prostatique courte, curviligne, verticale. Portion membraneuse, longue, curviligne, oblique. La distance entre la partie inférieure de la symphyse et le canal diminue sensiblement (13), tandis que l'élévation du col en arrière est normale (32) ; mais la distance entre lui et la symphyse diminue beaucoup (23), de façon à courber beaucoup le canal. La longueur de la section postérieure est de 42 millimètres. La courbe totale a 90 millimètres. Prostate moyenne réniforme. Portion sous-montanale marquée.

FIGURE 23.

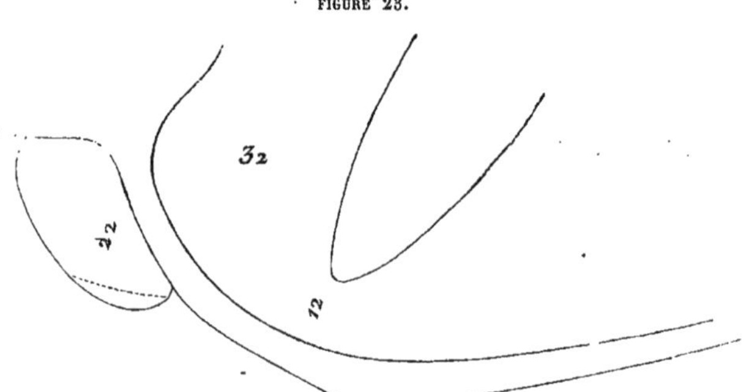

Fig. 23. — Trente-six ans. Canal très petit. Courbure faible. Dilatation bulbeuse peu marquée, portée en arrière. Coude prostatique arrondi, presque nul, placé à 22 millimètres du col. Portion prostatique longue, rectiligne, oblique. Portion membraneuse petite, horizontale. Le canal se rapproche beaucoup de la symphyse (12), et par contre s'élève à peine aux deux tiers de la hauteur moyenne derrière les pubis (22), tandis qu'il s'écarte d'eux un peu plus que d'habitude (32), conditions qui tendent à effacer la courbure uréthrale. La courbe postérieure a 39 millimètres. La courbure entière mesure 80 millimètres. Prostate volumineuse rectangulaire. Portion sous-montanale nulle.

FIGURE 24.

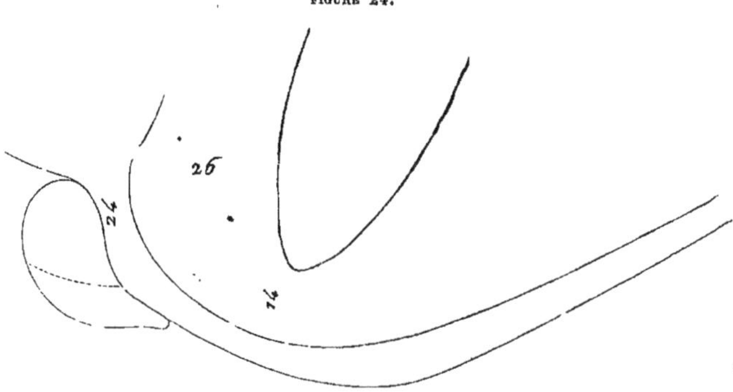

Fig. 24. — Quarante-six ans. Canal très petit. Courbure faible. Dilatation bulbeuse peu marquée, portée en avant. Coude prostatique anguleux, placé à 15 millimètres du col. Portion prostatique assez longue, curviligne, oblique. Portion membraneuse, courte, un peu oblique. La distance entre le canal et la voûte pubienne est peu considérable (14), et d'autre part, le col se relève très peu derrière le pubis (24), ce qui tend à diminuer la courbure; mais celle-ci se reforme un peu par le rapprochement du col, à 26 millimètres de la symphyse. La section postérieure de la courbure uréthrale mesure 35 millimètres, et la courbe totale 85 millimètres. Prostate moyenne, réniforme. Portion sous-montanale très peu marquée.

FIGURE 25.

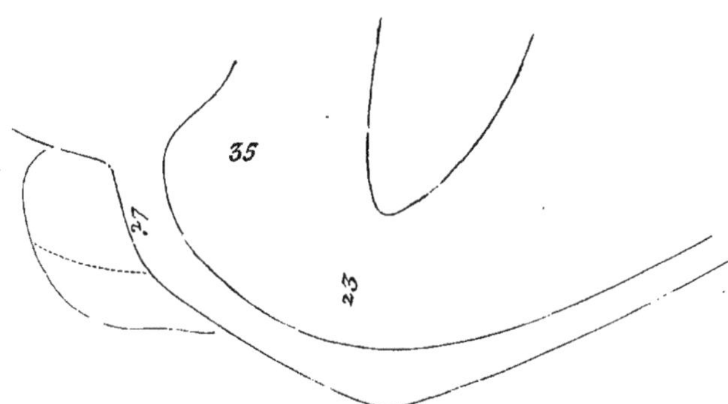

Fig. 25. — Quarante-cinq ans. Canal petit. Courbure faible. Dilatation bulbeuse marquée, abaissée, portée en arrière. Coude prostatique arrondi, placé à 14 millimètres du col. Portion prostatique très longue, curviligne, oblique. Portion membraneuse très courte. Le canal s'éloigne considérablement de la symphyse en passant au-dessous d'elle (23), et ne se relève d'ailleurs que faiblement en arrière (35). Il existe au contraire un écartement considérable entre le col et la face postérieure des pubis (35). La section postérieure de la courbe uréthrale offre 42 millimètres. La courbure entière comporte 90 millimètres. Prostate volumineuse, rectangulaire. Portion sous-montanale très considérable.

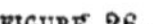

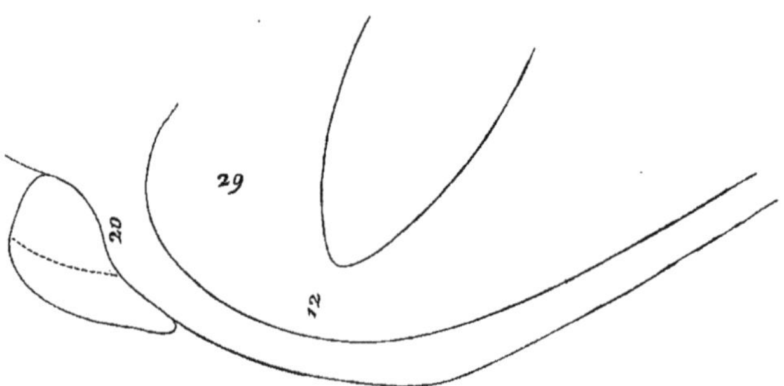

Fig. 26. — Trente et un ans. Canal très petit. Courbure très peu marquée. Dilatation bulbeuse peu marquée, portée un peu en avant. Coude prostatique légèrement anguleux, placé à 10 millimètres du col. Portion prostatique peu longue, presque rectiligne, oblique. Portion membraneuse courte, curviligne, horizontale. Le canal passe très près de l'arcade des pubis (12) et se relève à peine en arrière des deux tiers du chiffre moyen (20) ; il se rapproche un peu des pubis (29), ce qui augmente la profondeur de la courbure presque effacée par les deux autres conditions. La section postérieure offre 36 millimètres ; la courbe entière 85 millimètres. Prostate petite, pyriforme. Portion sous-montanale considérable.

FIGURE 27.

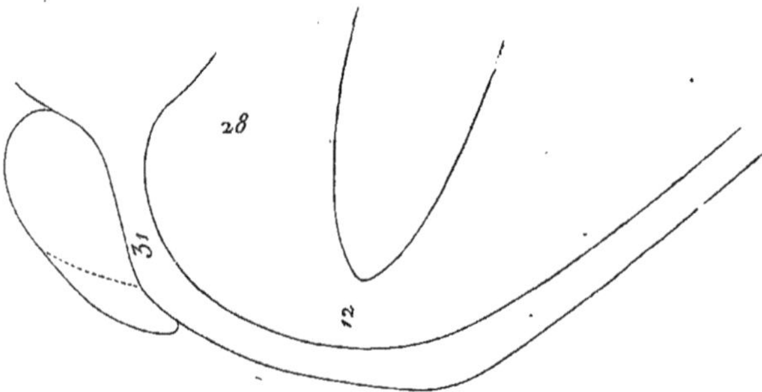

Fig. 27. — Trente-trois ans. Canal petit. Courbure très marquée. Dilatation bulbeuse reculée, portée en arrière. Coude prostatique arrondi, placé à 20 millimètres du col. Portion prostatique longue, curviligne, verticale. Portion membraneuse courte, horizontale. Le canal passe très près du sommet de l'arcade pubienne (12), mais il se relève très régulièrement derrière la symphyse (31). L'écartement diminue au contraire (28), ce qui augmente encore la profondeur de la courbure. La section postérieure a 46 millimètres et la courbe entière 90 millimètres. Prostate volumineuse, pyriforme. Portion sous-montanale petite.

FIGURE 28.

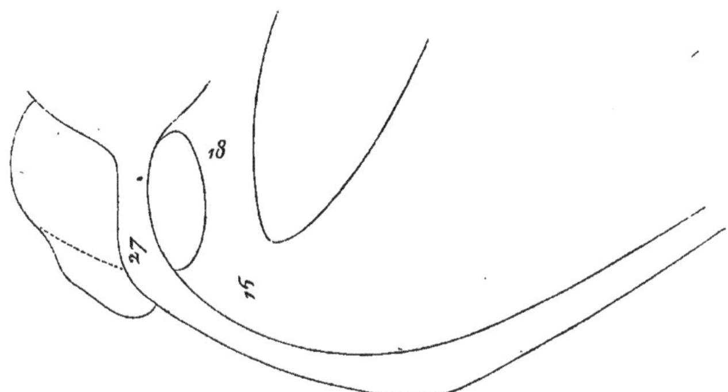

FIG. 28. — Quarante et un ans. Canal très petit. Courbure très marquée. Dilatation bulbeuse marquée, portée fort en avant. Coude prostatique anguleux, placé à 17 millimètres du col. Portion prostatique peu longue, curviligne, verticale. Portion membraneuse longue, presque horizontale. Le canal passe sous la symphyse à la distance moyenne (16), ne se relève que faiblement derrière elle (27), mais par contre s'en rapproche beaucoup (18), ce qui augmente la courbure générale. La section postérieure offre 33 millimètres; la courbe entière 90 millimètres. Prostate très volumineuse, réniforme en arrière, pourvue d'un lobe sus-uréthral ovoïde. Portion sous-montanale marquée.

FIGURE 29.

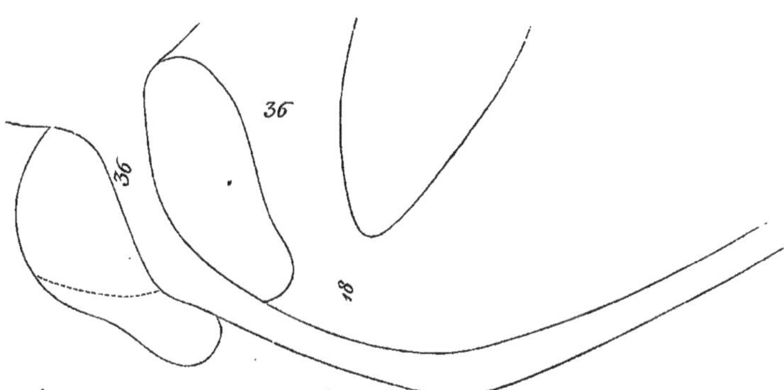

FIG. 29.—Soixante et dix ans. Canal moyen. Courbure très prononcée. Dilatation bulbeuse modérément marquée; position moyenne. Coude prostatique anguleux, placé à 25 millimètres du col. Portion prostatique très longue, curviligne, oblique. Portion membraneuse courte, presque horizontale. Le canal passe sous la voûte des pubis, à la distance moyenne (18), mais il se relève beaucoup en arrière (36), et s'écarte sensiblement de la symphyse (36), double circonstance, qui donne de l'ampleur à la courbure en arrière. La section postérieure offre 52 millimètres et la courbe totale 100 millimètres. Prostate énormément hypertrophiée, réniforme en arrière, pourvue d'un lobe sus-uréthral qui égale presque la partie postérieure. Portion sous-montanale très marquée.

FIGURE 30.

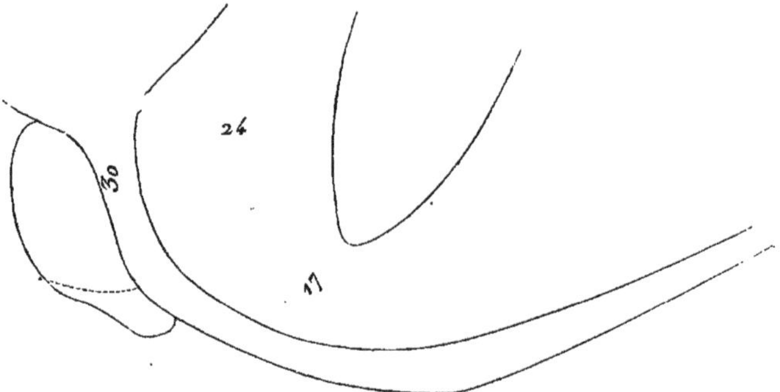

FIG. 30. — Trente-six ans. Canal moyen. Courbure régulière. Dilatation bulbeuse peu marquée, portée en avant. Coude prostatique arrondi, placé à 22 millimètres du col. Portion prostatique relativement longue, curviligne, oblique. Portion membraneuse courte, concave, horizontale. Le canal se trouve sous le pubis, à la distance normale (17) ; il se relève à peu près régulièrement en arrière (30) ; mais il s'écarte un peu plus que d'habitude de la face postérieure des pubis (34), ce qui tend à diminuer sa courbure. La section postérieure mesure 46 millimètres. La courbe entière environ 100 millimètres. Prostate assez volumineuse, réniforme. Portion sous-montanale marquée.

FIGURE 31.

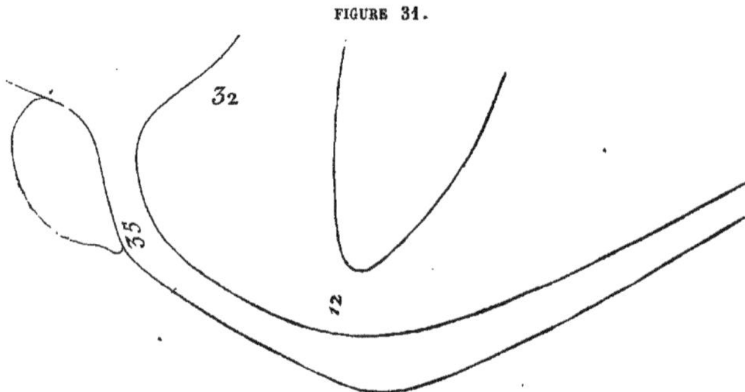

FIG. 31. — Soixante-treize ans. Canal moyen. Courbure moyenne. Dilatation bulbeuse très marquée, abaissée, portée en arrière. Coude prostatique fortement arrondi, placé à 18 millimètres du col. Portion prostatique courte, rectiligne, verticale. Portion membraneuse, courte, oblique. Le canal passe assez près de la voûte pubienne (12) et se relève fortement derrière la symphyse (35), dont il s'éloigne à peine plus que d'ordinaire (32). La courbe postérieure offre 50 millimètres, et la courbure totale 100 millimètres. Prostate petite, réniforme. Portion sous-montanale nulle.

FIGURE 32.

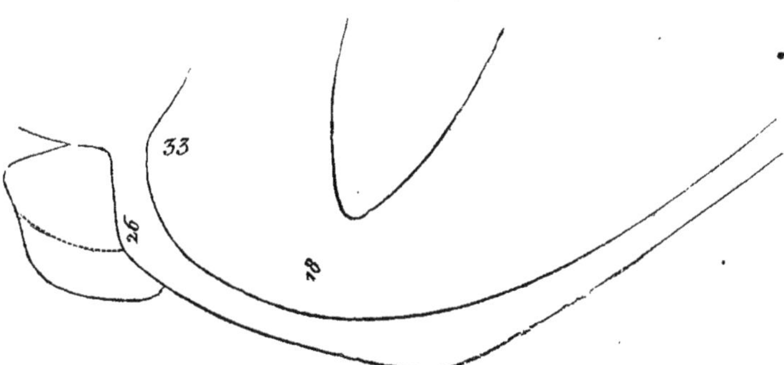

Fig. 32. — Quarante-trois ans. Canal moyen. Courbure faible. Dilatation bulbeuse marquée, position moyenne. Coude prostatique arrondi, placé à 15 millimètres du col. Portion prostatique courte, curviligne, oblique. Portion membraneuse longue, concave, horizontale. Distance moyenne (18) entre le canal et le bas de la symphyse, mais le col ne se relève que peu en arrière (26) et s'écarte sensiblement de la face postérieure des pubis. Ces deux circonstances réunies effacent en partie la courbe uréthrale en arrière. La section postérieure a 43 millimètres, et la courbe totale 100 millimètres. Prostate volumineuse, quadrangulaire. Portion sous-montanale volumineuse.

FIGURE 33.

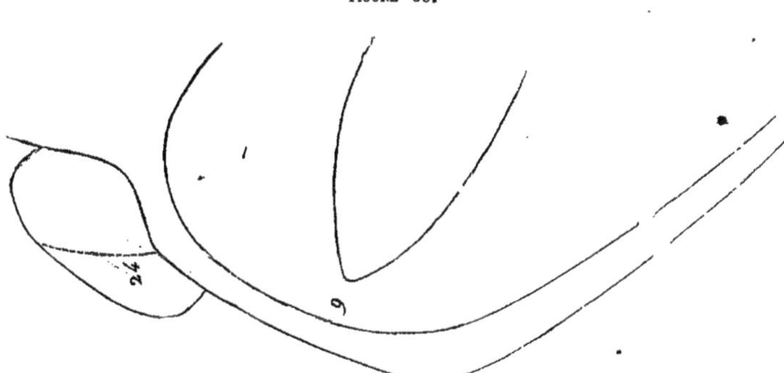

Fig. 33. — Vingt-neuf ans. Canal moyen. Courbure peu prononcée. Dilatation bulbeuse très marquée, abaissée, portée en arrière. Coude prostatique arrondi, placé à 14 millimètres du col. Portion prostatique de longueur moyenne, curviligne, oblique. Portion membraneuse relativement longue, concave, un peu oblique. Le canal passe beaucoup plus près de la symphyse que d'habitude (9) et se relève très peu derrière elle (24). Le chiffre de son écartement est normal (31). Les deux premières circonstances diminuent sensiblement la profondeur de la courbure. La section postérieure n'a que 41 millimètres, la courbe totale environ 95 millimètres. Prostate volumineuse, réniforme. Portion sous-montanale très considérable.

FIGURE 34.

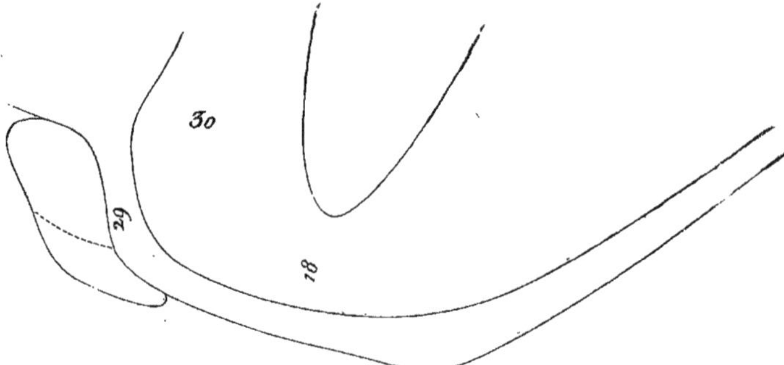

FIG. 34. — Cinquante-quatre ans. Canal moyen. Courbure moyenne. Dilatation bulbeuse marquée. Position moyenne. Coude prostatique anguleux, placé à 17 millimètres du col. Portion prostatique de longueur moyenne, curviligne ou plutôt coudée. Portion membraneuse presque horizontale. Le passage du canal sous la symphyse se fait à la distance moyenne (18), mais le canal ne se relève que peu en arrière (29), tandis qu'il reste distant des pubis de la mesure moyenne (30). La section postérieure de la courbe serait peu profonde, si la région prostatique ne présentait le coude déjà indiqué; elle a 46 millimètres de longueur et la courbure entière 100 millimètres. Prostate volumineuse, pyriforme. Portion sous-montanale très marquée.

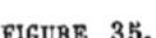
FIGURE 35.

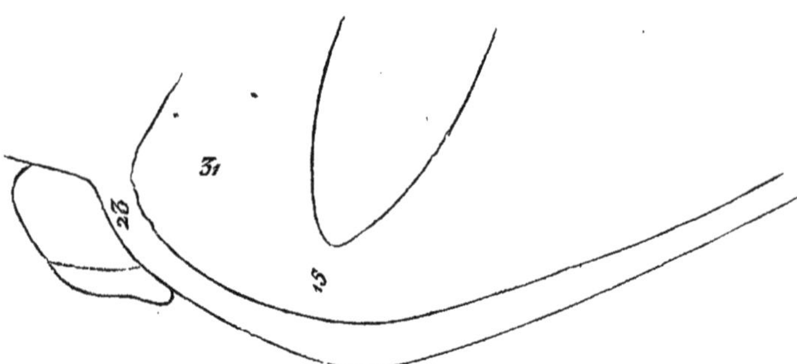

FIG. 35. — Vingt-trois ans. Canal petit. Courbure faible. Dilatation bulbeuse, peu marquée, portée en arrière. Coude prostatique effacé, placé à 20 millimètres du col. Portion prostatique courte, concave, oblique. Portion membraneuse courte, concave, oblique. Le canal se rapproche à peine du sommet de l'arcade des pubis (15), mais il se relève très peu derrière eux (23), tandis que l'écartement du col est normal (31). Des deux premières conditions, il résulte que la courbure de l'urèthre en arrière est assez faible. Sa longueur est de 40 millimètres ; sa courbe totale porte 90 millimètres. Prostate moyenne, réniforme. Portion sous-montanale marquée.

FIGURE 36.

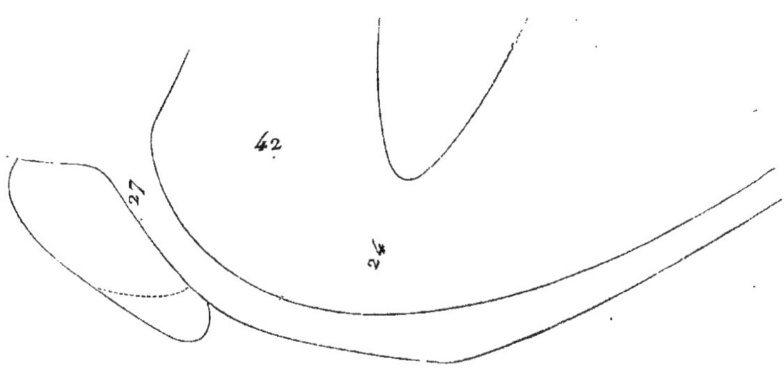

Fig. 36. — Cinquante ans. Canal moyen. Courbure faible. Dilatation bulbeuse marquée, position moyenne. Coude prostatique très arrondi, presque nul, placé à 26 millimètres du col. Portion prostatique, relativement longue, à peine concave, oblique. Portion membraneuse courte, presque droite, horizontale. Le canal s'éloigne de la partie inférieure de la symphyse (24), mais il ne se relève que par derrière elle (27), et s'en écarte énormément en arrière (42), double condition qui donne à l'arc uréthral une faible courbure. La section postérieure mesure 50 millimètres, la courbe entière 100 millimètres. Prostate volumineuse, réniforme. Portion sous-montanale un peu marquée.

FIGURE 37.

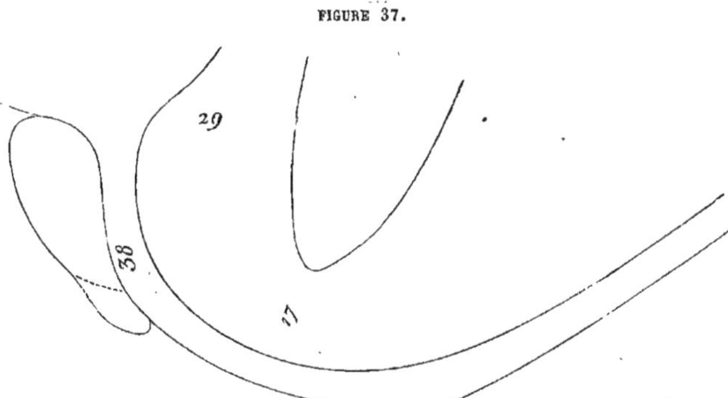

Fig. 37. — Soixante et onze ans. Canal moyen. Courbure prononcée. Dilatation bulbeuse marquée. Position moyenne. Coude prostatique arrondi, placé à 20 millimètres du col. Portion prostatique longue, curviligne, presque verticale. Portion membraneuse courte, concave, peu oblique. Le canal passe sous l'arcade des pubis, à la distance moyenne (17), mais il se relève énormément derrière la symphyse (38), et s'en rapproche un peu en arrière (29), double cause d'une forte incurvation. La courbe postérieure mesure 49 millimètres; la courbure totale environ 100 millimètres. Prostate assez volumineuse, très allongée, pyriforme. Portion sous-montanale très considérable.

FIGURE 38.

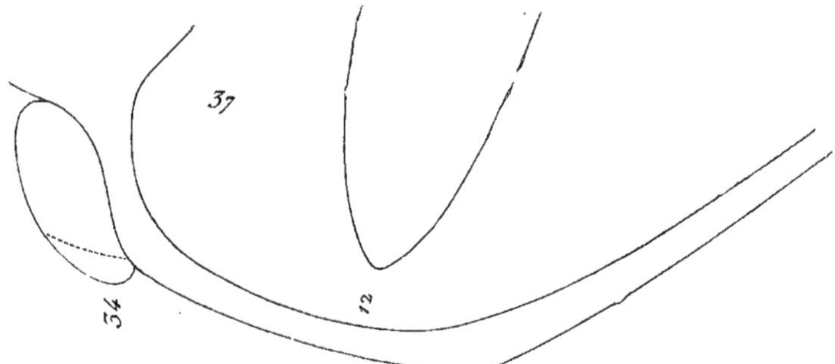

FIG. 38. — Quarante-cinq ans. Canal moyen. Courbure prononcée. Dilatation bulbeuse marquée, repoussée un peu en arrière. Coude prostatique anguleux, placé à 22 millimètres du col. Portion prostatique courte, rectiligne, verticale. Portion membraneuse longue, concave, légèrement oblique. Le canal se rapproche de la partie inférieure de la symphyse (12), mais il remonte sensiblement derrière elle (34) et s'en écarte considérablement (37). Ces deux conditions donnent de l'ampleur à la courbe postérieure qui mesure 56 millimètres. La courbure totale est de 105 millimètres. Prostate de volume moyen, réniforme. Portion sous-montanale presque nulle.

FIGURE 39.

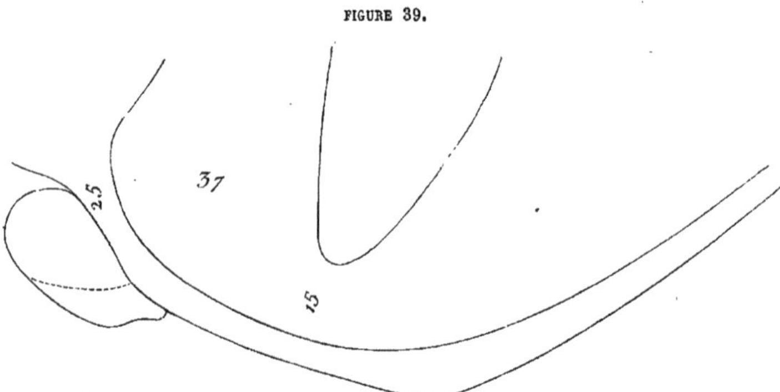

FIG. 39. — Quarante et un ans. Canal moyen. Courbure faible. Dilatation bulbeuse marquée, portée en avant. Coude prostatique anguleux, peu marqué, placé à 17 millimètres du col. Portion prostatique courte, concave, oblique. Portion membraneuse longue, concave, un peu oblique. Le canal se rapproche légèrement de l'arcade du pubis (15) et ne remonte que faiblement derrière la symphyse (25), en même temps qu'il s'en écarte en arrière plus que de coutume (37). Toutes ces conditions tendent également à effacer la courbure qui est en effet peu profonde. La section postérieure mesure 45 millimètres et la courbure entière 100 millimètres. Prostate moyenne quadrangulaire. Portion sous-montanale marquée.

FIGURE 40.

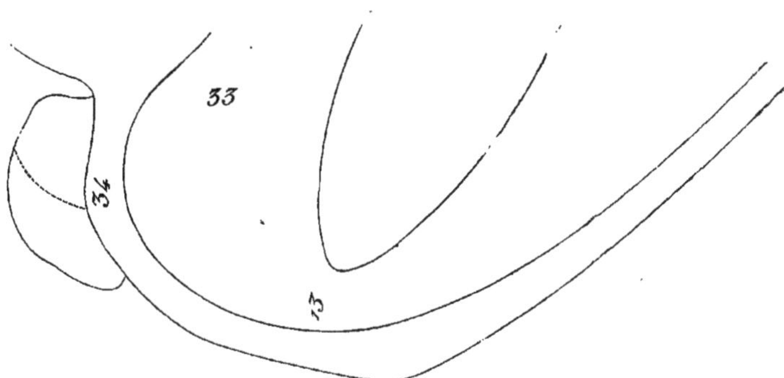

Fig. 40. — Soixante-deux ans. Canal moyen. Courbure très prononcée. Dilatation bulbeuse marquée, reculée en arrière. Coude prostatique arrondi, presque nul, placé à 16 millimètres du col. Portion prostatique moyenne, concave, verticale. Portion membraneuse moyenne, très concave en arrière et verticale en arrière, droite et horizontale en avant. Le canal passe assez près de la voûte (13), il remonte sensiblement derrière la symphyse (34), mais il s'en écarte en arrière (33), ce qui tendrait à diminuer sa courbure, si elle n'avait pris surtout son développement dans la région membraneuse. La courbe postérieure mesure 55 millimètres, la courbure entière 100 millimètres. Prostate moyenne, réniforme. Portion sous-montanale très marquée.

FIGURE 41.

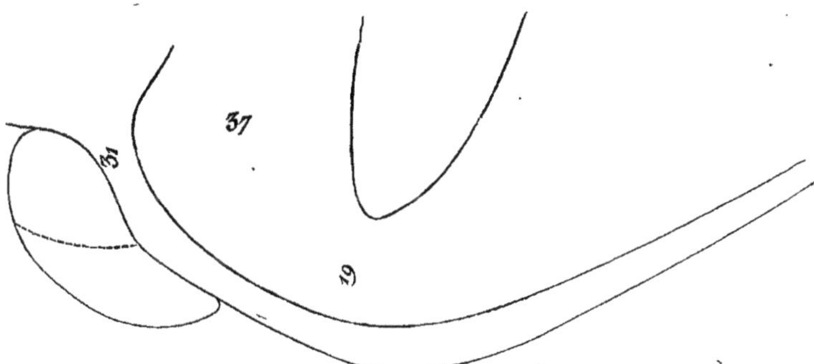

Fig. 41. — Trente-cinq ans. Canal moyen. Courbure faible. Dilatation bulbeuse peu marquée, portée en arrière. Coude prostatique anguleux, presque nul, placé à 18 millimètres du col. Portion prostatique très longue, légèrement concave, oblique. Portion membraneuse très courte, oblique. Le canal s'abaisse en passant sous la symphyse des pubis (19) et se relève régulièrement derrière elle (32) ; mais comme il s'en écarte beaucoup (37), la profondeur de la courbe se trouve d'autant diminuée. La section postérieure mesure 50 millimètres ; la courbe entière 100 millimètres. Prostate très volumineuse, réniforme. Portion sous-montanale très considérable.

FIGURE 42.

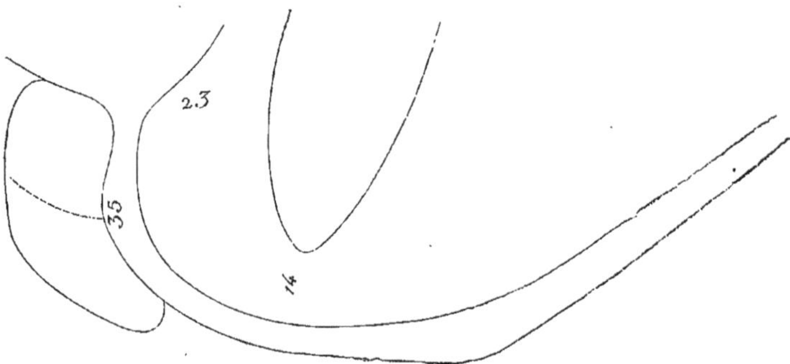

FIG. 42. — Quatre-vingt-un ans. Canal moyen. Courbure très marquée. Dilatation bulbeuse marquée, fortement portée en avant. Coude prostatique anguleux, peu marqué, placé à 16 millimètres du col. Portion prostatique un peu longue, concave, verticale. Portion membraneuse longue, presque horizontale. Le canal se rapproche de la partie inférieure de la symphyse (14) et se relève très fortement derrière elle (35), en même temps qu'il s'en rapproche en arrière (23). Ces deux dernières conditions donnent une grande profondeur à la courbe uréthrale en arrière. Cette section postérieure mesure 49 millimètres et la courbure totale 100. Prostate très volumineuse, réniforme. Portion sous-montanale très marquée.

FIGURE 43.

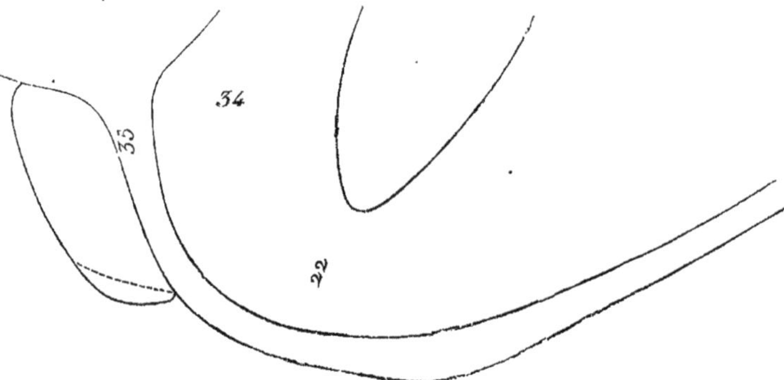

FIG. 43. — Soixante-seize ans. Canal moyen, courbure prononcée. Dilatation bulbeuse très marquée, position moyenne. Coude prostatique arrondi, effacé, placé à 30 millimètres du col. Portion prostatique longue, rectiligne, oblique. Portion membraneuse, concave en arrière, rectiligne et horizontale en avant. Le canal s'éloigne beaucoup de la partie inférieure de la symphyse (22) et se relève très fortement derrière celle-ci (36) en s'écartant un peu en arrière (34). Les deux premières conditions donnent à la courbe postérieure de l'urèthre de grandes dimensions ; elle mesure 52 millimètres ; la courbe totale a 105 millimètres. Prostate volumineuse, quadrangulaire. Portion sous-montanale nulle.

FIGURE 44.

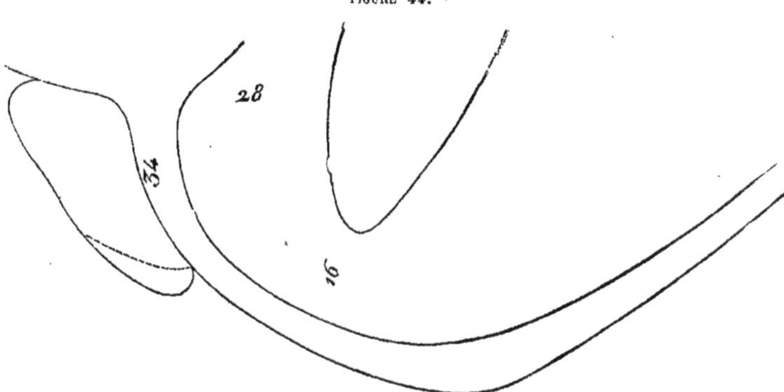

Fig. 44. — Soixante-neuf ans. Canal moyen. Courbure prononcée. Dilatation bulbeuse peu marquée, portée en avant. Coude prostatique arrondi, effacé, placé à 25 millimètres du col. Portion prostatique moyenne, concave, oblique. Portion membraneuse moyenne, concave, oblique. La distance entre le canal et la voûte pubienne est à peu près normale (16), mais le col se relève plus que d'ordinaire derrière la symphyse (34) et se rapproche aussi des pubis (28). Toutes ces conditions réunies concourent à donner à la section postérieure une incurvation sensible; elle a 48 millimètres de longueur. La courbure entière a 105 millimètres. Prostate volumineuse, pyriforme. Portion sous-montanale presque nulle.

FIGURE 45.

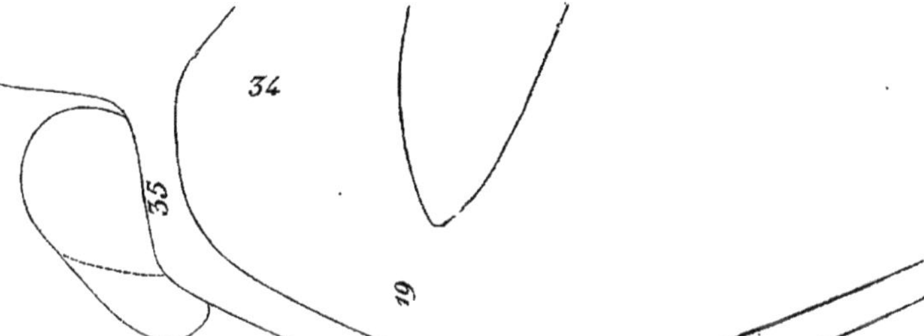

Fig. 45. — Cinquante-sept ans. Canal moyen. Courbure peu prononcée. Dilatation bulbeuse marquée, portée en avant. Coude prostatique anguleux, placé à 22 millimètres du col. Portion prostatique courte, plutôt coudée que concave. Portion membraneuse, rectiligne, oblique. Le canal s'abaisse en passant sous la symphyse (19) et se relève fortement derrière elle (35), mais il s'en écarte encore davantage en arrière. Cette dernière circonstance contrebalance en partie les deux premiers relativement à la courbure de l'urèthre. La section postérieure mesure 51 millimètres. La courbe totale est de 100 millimètres. Prostate volumineuse, réniforme. Portion sous-montanale marquée.

FIGURE 46.

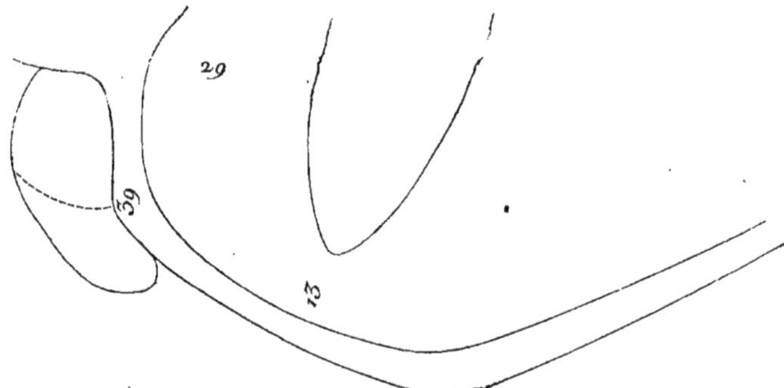

Fig. 46. — Soixante-six ans. Canal moyen. Courbure prononcée. Dilatation bulbeuse peu marquée, en position moyenne. Coude prostatique anguleux, peu marqué, placé à 19 millimètres du col. Portion prostatique moyenne, concave, verticale. Portion membraneuse longue, oblique, légèrement concave. La distance entre le canal et la partie inférieure de la symphyse diminue (13). Le col se relève incomplétement derrière elle (29), ce qui tendrait à déterminer sa courbure ; mais elle est augmentée par le rapprochement du col de la face postérieure des pubis (29). La courbe postérieure offre 55 millimètres ; la courbure entière 105 millimètres. Prostate volumineuse, réniforme. Portion sous-montanale très considérable.

FIGURE 47.

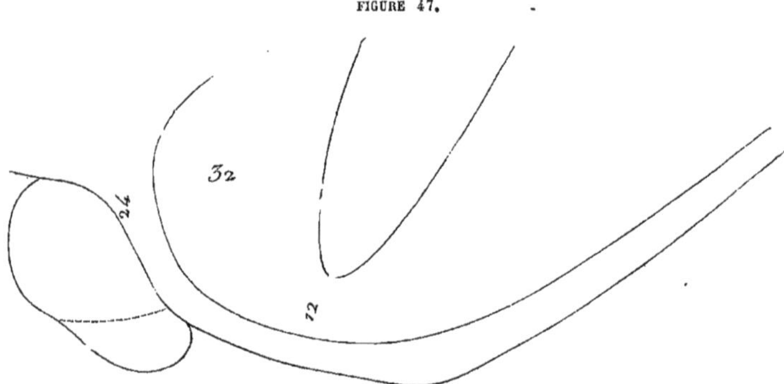

Fig. 47. — Quarante-huit ans. Canal petit. Courbure faible. Dilatation bulbeuse, peu marquée, position moyenne. Coude prostatique arrondi, placé à 22 millimètres du col. Portion prostatique moyenne, presque rectiligne, sauf en bas, oblique. Portion membraneuse courte, légèrement concave, horizontale. Le canal se rapproche beaucoup de la voûte des pubis (12), il ne remonte que faiblement derrière ces os (24). Son écartement est à peu près normal (32). Les deux premières conditions tendent à diminuer, la courbure postérieure qui n'est que de 42 millimètres. La courbe entière est de 90 millimètres. Prostate volumineuse, réniforme. Portion sous-montanale marquée.

FIGURE 48.

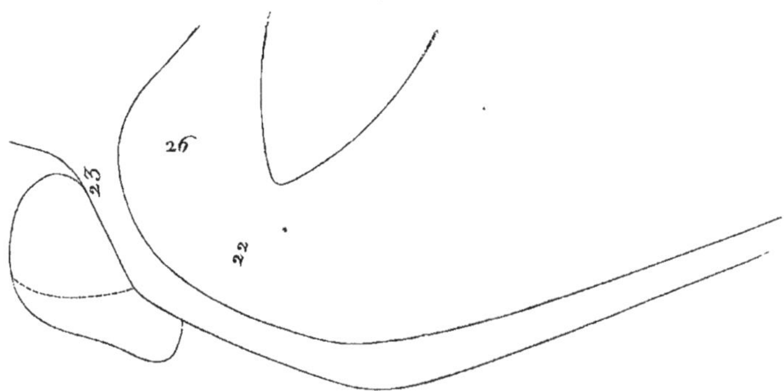

FIG. 48. — Quarante-six ans. Canal petit. Courbure très faible. Dilatation bulbeuse peu marquée, portée en avant. Coude prostatique anguleux, mais peu marqué, placé à 22 millimètres du col. Portion prostatique courte, concave, oblique. Portion membraneuse très courte, oblique. Le canal s'éloigne beaucoup de la partie inférieure de la symphyse (22), mais il ne se relève derrière elle qu'aux deux tiers de sa hauteur moyenne, et par contre s'en rapproche assez sensiblement (26), ce qui rend un peu de profondeur à la courbe diminuée par la circonstance précédente. La courbe postérieure comporte 34 millimètres. La courbe totale 90 millimètres. Prostate volumineuse, relativement pyriforme. Portion sous-montanale considérable.

FIGURE 49.

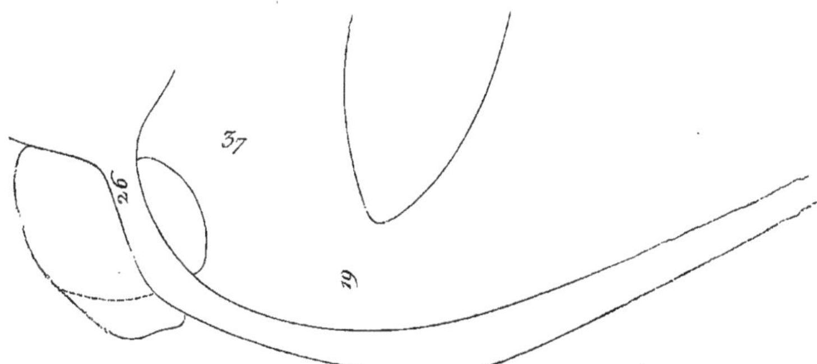

FIG. 49. — Quatre-vingts ans. Canal moyen. Courbure faible. Dilatation bulbeuse peu marquée, position moyenne. Coude prostatique plutôt arrondi qu'anguleux, placé à 21 millimètres du col. Portion prostatique de longueur moyenne, concave, légèrement oblique. Portion membraneuse horizontale, légèrement concave. Le canal s'éloigne un peu de la voûte pubienne (19), mais il ne se relève que très faiblement derrière la symphyse (26), tandis qu'il s'écarte énormément d'elle en arrière (37). Ces deux conditions tendent également à diminuer la courbe postérieure ; elle a seulement 49 millimètres de longueur et la courbure entière 100 millimètres. Prostate volumineuse quadrangulaire, pourvue d'un lobe sus-uréthral, semi-ovoïde. Portion sous-montanale assez prononcée.

FIGURE 50.

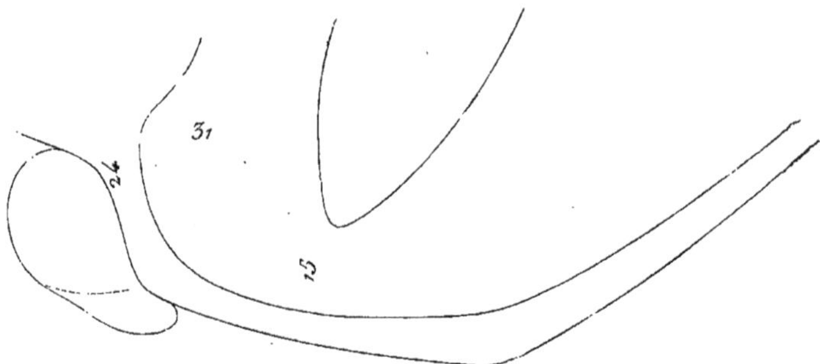

Fig. 50. — Trente-deux ans. Canal moyen. Courbure faible. Dilatation bulbeuse peu marquée, fortement portée en avant. Coude prostatique anguleux, placé à 20 millimètres du col. Portion prostatique courte, coudée à sa partie inférieure, oblique. Portion membraneuse longue, tout à fait horizontale. Le canal se rapproche de la partie inférieure de la symphyse (15), mais il se relève très incomplètement derrière elle (24), ce qui diminue sa courbure. Son écartement en arrière est normal (31). La courbe postérieure offre 42 millimètres et la totalité 100 millimètres. Prostate de volume moyen, pyriforme. Portion sous-montanale marquée.

FIGURE 51.

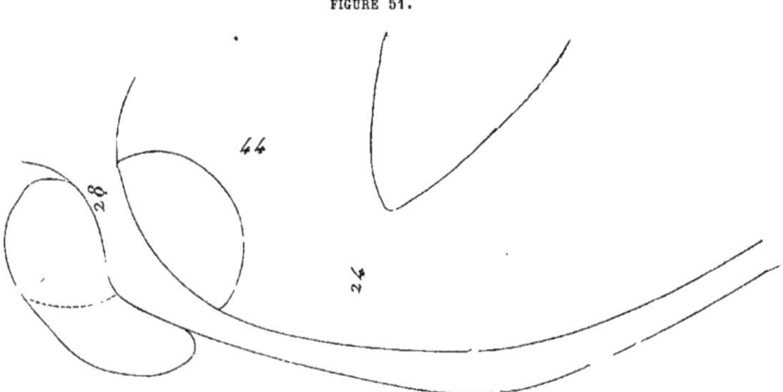

Fig. 51. — Soixante-huit ans. Canal moyen. Courbure faible. Dilatation bulbeuse peu marquée, portée fort en avant. Coude prostatique anguleux, placé à 19 millimètres du col. Portion prostatique de longueur moyenne, curviligne, oblique. Portion membraneuse presque droite, horizontale. Le canal s'éloigne de la symphyse en bas (24) et ne se relève pas complétement derrière elle (28), tandis qu'il s'en éloigne énormément en arrière (44). Ces deux dernières conditions diminuent la courbure, bien que l'urèthre ait d'assez grandes dimensions. La courbe postérieure a 54 millimètres ; la courbure entière 100 millimètres. Prostate volumineuse, réniforme. Lobe sus-uréthral semi-ovoïde volumineux. Portion sous-montanale très considérable.

FIGURE 52.

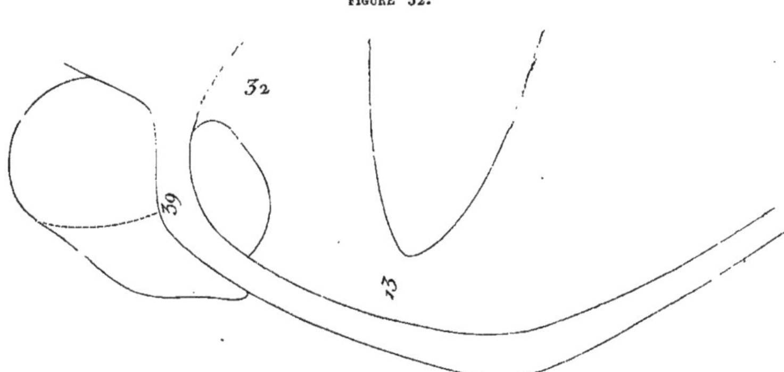

Fig. 52. — Soixante-dix-sept ans. Grand canal. Courbure prononcée. Dilatation bulbeuse marquée, fort abaissée. Coude prostatique arrondi, placé à 17 millimètres du col. Portion prostatique longue, curviligne, presque verticale. Portion membraneuse longue, oblique. Le canal passe à courte distance de la voûte pubienne (13), mais il se relève très fortement derrière la symphyse (39). Son écartement en arrière est normal (32). La courbe postérieure a beaucoup de profondeur; elle mesure 57 millimètres; la courbe entière 110 millimètres. Prostate considérablement hypertrophiée, pyriforme. Lobe sus-uréthral semi-ovoïde. Portion sous-montanale très considérable.

FIGURE 53.

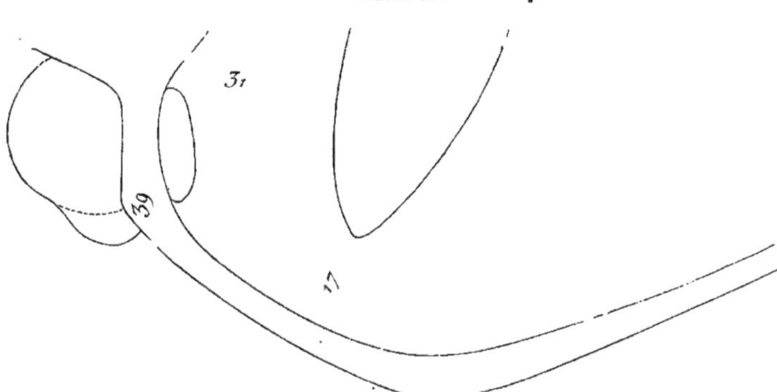

Fig. 53. — Vingt-quatre ans. Grand canal. Courbure prononcée. Dilatation bulbeuse marquée et abaissée. Coude prostatique arrondi, placé à 19 millimètres du col. Portion prostatique courte, rectiligne, verticale. Portion membraneuse très longue, à peine concave, oblique. Passage du canal sous la symphyse, à la distance moyenne (17), mais le col se relève énormément derrière les pubis (39), ce qui donne de l'ampleur à la courbure. L'écartement en arrière est normal (31). La courbe postérieure offre 48 millimètres; la courbure entière 100 millimètres. Prostate volumineuse, pyriforme. Lobe antérieur petit, méplat. Portion sous-montanale marquée.

FIGURE 54.

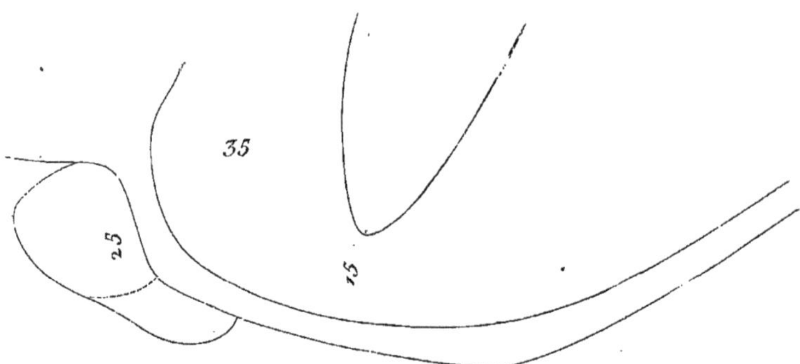

Fig. 54. — Quarante-huit ans. Grand canal. Courbure faible. Dilatation bulbeuse peu marquée, portée en avant. Coude prostatique anguleux, placé à 18 millimètres du col. Portion prostatique un peu longue, curviligne, oblique. Portion membraneuse longue, légèrement concave, horizontale. Le canal se rapproche de la symphyse en passant au-dessous d'elle (15), mais il remonte très faiblement derrière (25), tandis qu'il s'en écarte beaucoup dans le sens horizontal (35). Ces deux dernières conditions contribuent également à diminuer la courbure du canal. La section postérieure a 43 millimètres de longueur et la courbe totale 100 millimètres. Prostate volumineuse, réniforme. Portion sous-montanale considérable.

FIGURE 55.

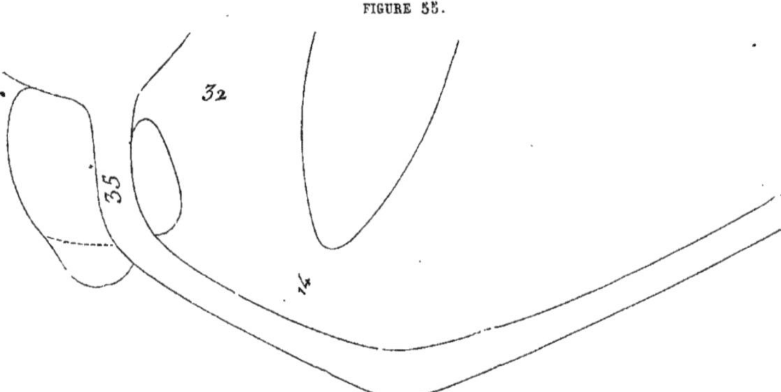

Fig. 55. — Quatre-vingt-quatre ans. Grand canal. Courbure prononcée. Dilatation bulbeuse abaissée, portée en arrière. Coude prostatique arrondi, presque effacé, placé à 19 millimètres du col. Portion prostatique courte, rectiligne en haut et verticale. Portion membraneuse longue, rectiligne, oblique. Le canal se rapproche de la partie inférieure de la symphyse (14), mais il se relève fortement derrière elle (35), ce qui augmente la courbure; l'écartement derrière le pubis étant d'ailleurs régulier (32). La courbe postérieure mesure 50 millimètres; la courbure entière 105 millimètres. Prostate tuméfiée, quadrangulaire, avec un petit lobe antérieur ovoïde. Portion sous-montanale marquée.

FIGURE 56.

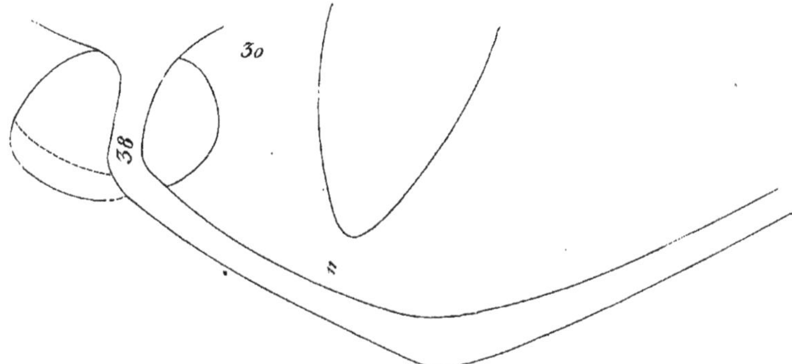

FIG. 56. — Soixante-treize ans. Grand canal. Courbure irrégulière. Dilatation bulbeuse marquée, abaissée. Coude prostatique fortement prononcé, de manière à changer la direction de l'axe du col, placé à 18 millimètres. Portion prostatique courte, coudée. Portion membraneuse longue, rectiligne, oblique. Le canal se rapproche beaucoup de la symphyse en bas (11), mais il se relève en même temps beaucoup derrière elle (38). L'écartement en arrière est normal (30). L'étendue de la courbure n'est pas ici le point important, c'est son irrégularité qui la fait ressembler bien plus à une ligne brisée qu'à une ligne courbe. La section postérieure offre 56 millimètres, et sa courbure entière 110 millimètres. Le corps de la prostate est engorgé irrégulièrement. Il existe en avant un lobe qui égale presque celui-ci. Chacun d'eux affecte la forme demi-circulaire. Portion sous-montanale médiocre.

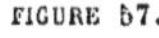

FIGURE 57.

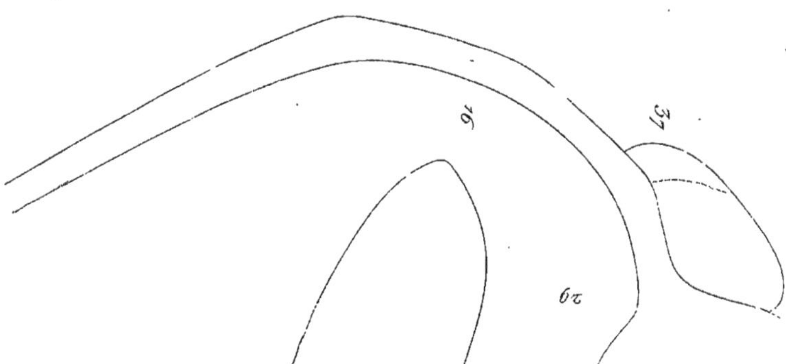

FIG. 57. — Soixante-huit ans. Grand canal. Courbure prononcée. Dilatation bulbeuse marquée, abaissée. Coude prostatique presque effacé, placé à 18 millimètres du col. Portion prostatique courte, curviligne, oblique. Portion membraneuse longue, concave, oblique. Le canal passe sous les pubis à une distance à peu près normale (16), mais il se relève beaucoup derrière la symphyse (37) et s'en rapproche un peu (29), double circonstance, qui donne de l'ampleur à la courbure. La section postérieure mesure 49 millimètres ; la courbe entière 105 millimètres. Prostate volumineuse, pyriforme. Portion sous-montanale un peu marquée.

FIGURE 58.

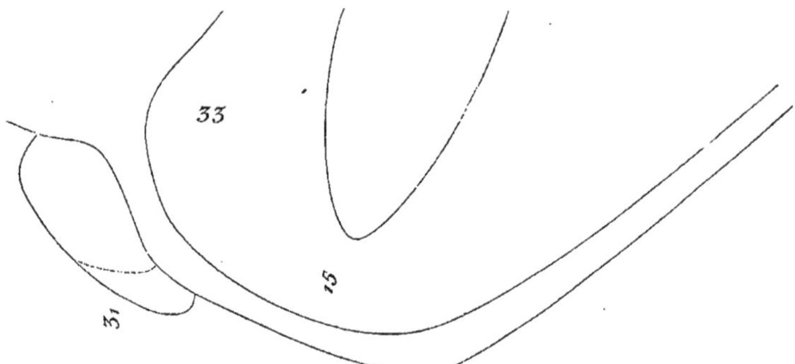

Fig. 58. — Cinquante-quatre ans. Grand canal. Courbure prononcée. Dilatation bulbeuse marquée, abaissée, repoussée en arrière. Coude prostatique arrondi, placé à 21 millimètres du col. Portion prostatique moyenne, concave, oblique. Portion membraneuse moyenne, presque rectiligne, oblique. Le canal se rapproche de la symphyse en passant au-dessous d'elle (15); il se relève régulièrement derrière elle (31), mais il s'en écarte légèrement en arrière (33). En somme, la courbure est vaste et régulière. La section postérieure mesure 48 millimètres; la courbe entière 105 millimètres. Prostate un peu volumineuse, pyriforme. Portion sous-montanale marquée.

FIGURE 59.

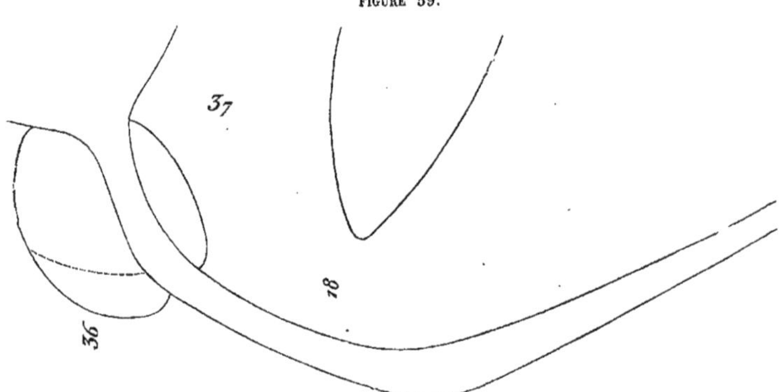

Fig. 59. — Soixante-cinq ans. Grand canal. Courbure prononcée. Dilatation bulbeuse marquée, abaissée. Coude prostatique arrondi, placé à 24 millimètres du col. Portion prostatique de longueur moyenne, presque rectiligne, oblique. Portion membraneuse longue, légèrement concave, oblique. Le canal passe sous la symphyse à la distance normale (18), mais il se relève fortement derrière elle (36) et s'en écarte aussi assez sensiblement (37). Malgré cette dernière circonstance, la courbure de l'urèthre a de la profondeur. La section postérieure offre 54 millimètres; la courbe entière 110 millimètres. Prostate volumineuse, réniforme, pourvue d'un lobe moyen méplat. Portion sous-montanale peu marquée.

FIGURE 60.

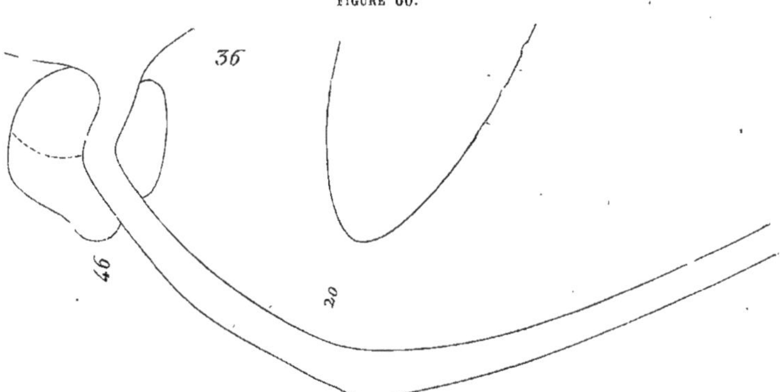

FIG. 60. — Trente-huit ans. Grand canal. Courbure très prononcée. Dilatation bulbeuse marquée, abaissée, reculée sous la symphyse. Coude prostatique anguleux, très marqué, de façon à changer la direction de l'axe du col, placé à 13 millimètres du col. Portion prostatique courte; coude irrégulier. Portion membraneuse longue, concave, oblique. Le canal s'abaisse en passant sous la symphyse (20), et de plus se relève énormément en arrière (46); il s'en écarte également en arrière (36). Ces trois conditions donnent de grandes dimensions à la courbe uréthrale. La section postérieure offre 64 millimètres; la courbe entière 120 millimètres. Prostate un peu volumineuse, irrégulière, réniforme. Lobe sus-uréthral triangulaire. Portion sous-montanale très marquée.

Conséquences qui découlent de l'étude des diverses conditions anatomiques de l'urèthre.

Ces conséquences sont nombreuses ; elles sont relatives à la marche des instruments et aux obstacles qui peuvent l'entraver. Quelques-unes ont déjà été signalées, les autres vont être brièvement énumérées avant de passer à l'étude individuelle des pièces sur lesquelles elles sont fondées.

Relativement au premier temps du cathétérisme, qui consiste à passer l'extrémité de la sonde jusqu'au-dessous des pubis, ou, pour parler d'une manière plus exacte et plus pratique, jusqu'à la dilatation bulbeuse qui se trouve placée au point déclive du canal, pour arriver enfin de prime abord et sans hésitation dans ce point où la sonde doit presque toujours s'arrêter un instant avant de prendre une nouvelle direction, on ne trouve aucun guide certain ni dans la longueur de la portion bulbo-spongieuse, ni dans la fixité de la dilatation bulbeuse. On sait que la partie de l'urèthre située au-dessus du ligament suspenseur varie de longueur, comme la verge à laquelle elle est unie, et que, d'autre part, la première portion de la courbure du canal qui vient ensuite présente aussi des différences d'étendue, qui sont également indépendantes et de la dimension de la verge et de la hauteur de la taille. Il y a donc là deux éléments variables qui peuvent, en se combinant, donner naissance à des résultats très divers, ce qui ne permet pas de distinguer *à priori* l'étendue du trajet à parcourir. S'il en était autrement, on pourrait fixer à l'avance la longueur de la portion de la sonde qui doit être ainsi introduite de prime abord. L'expérience avait démontré que cela était impossible, mais les conditions anatomiques qui s'y opposent étaient restées inconnues; elles sont actuellement faciles à saisir, et résident exclusivement, à part l'allongement que les tractions, plus ou moins fortes, peuvent imprimer à la verge, dans le degré de développement de la partie spongieuse de l'urèthre et dans la situation si variable de la dilatation bulbeuse. En examinant la situation de ce dernier point, par rapport au pubis, on comprend que, pour y faire parvenir l'extrémité de la sonde, il faut non-seulement pénétrer à une profondeur variable, suivant le cas, mais encore il faut donner au corps de l'instrument une position différente; celui-ci pourra rester vertical lorsque la dilatation est portée en avant et en haut; mais, à mesure qu'elle s'abaisse et qu'elle recule sous la symphyse, la partie droite de la sonde devra s'enfoncer davantage dans l'urèthre et s'incliner un peu en avant pour que son extrémité inférieure s'avance jusqu'à la partie la plus reculée de la portion bulbeuse. Le point où s'effectue cet arrêt qui marque la séparation des deux temps du cathétérisme n'a donc rien de fixe, et, si l'on considère sa situation sur les épreuves ci-jointes, on voit qu'elle est tellement variable par rapport aux pubis qu'on ne saurait se guider sur lui pour conduire l'instrument jusqu'à la dilatation bulbeuse, et qu'il vaut évidemment mieux s'en rapporter, pour y arriver, aux sensations fournies par le contact des parois de l'urèthre. L'élargissement du canal, dans ce point, en rendant momentanément la marche de la sonde plus facile, fournit le meilleur indice à cet égard.

Quel degré de tension faut-il exercer sur la verge? Doit-on se borner à la soutenir de manière à effacer simplement les rides du canal, ou faut-il exercer une traction plus forte en cherchant pour ainsi dire à pouiller cet organe sur la sonde. On sait combien l'opinion des chirurgiens a varié sur ce point. Les uns enseignent qu'il y a certainement avantage à tendre un peu fortement l'urèthre; les autres affirment que cette manœuvre est également démontrée inutile par le raisonnement et la pratique. Les faits actuels permettent peut-être d'expliquer cette opposition apparente entre les résultats de l'expérience. Et d'abord on ne saurait contester qu'il y a utilité à tendre suffisamment la verge pour effacer les plis, les rides de la surface muqueuse du canal; mais il faut remarquer que, s'il suffit d'une très légère traction pour obtenir cet effet dans la portion pénienne, on ne peut agir sur la partie située en arrière des bourses, qu'en exerçant une traction un peu plus forte, proportionnée à la résistance que présentent les adhérences de l'urèthre aux parties adjacentes. En outre, en pouillant la verge sur la sonde, on renverse en partie cet organe vers l'abdomen, et dans cette situation la paroi inférieure du canal, naturellement plus longue que l'autre, est aussi plus tendue. Lorsque cette tension est suffisante, elle efface en grande partie la dilatation bulbeuse et amoindrit ainsi l'obstacle habituel au passage de la sonde dans la portion membraneuse. Si l'on exécute ce mouvement sur une pièce fraîche, préparée comme dans nos expériences, on obtient très distinctement ce résultat, à la condition de renverser d'autant plus la verge vers l'abdomen, que la dilatation bulbeuse est placée plus en arrière. Mais il est facile de prévoir que la présence de la sonde dans le canal doit modifier sensiblement cet effet. On peut certainement l'obtenir, lorsque l'urèthre est mobile, lorsque la dilatation bulbeuse est peu profonde et surtout portée très en avant. Dans toutes ces circonstances, la position de la sonde, lorsque son extrémité atteint la région bulbeuse est encore telle, qu'il est possible d'agir sur la verge d'une manière efficace. Mais il n'en est plus ainsi lorsque la dilatation bulbeuse est très reculée ; la sonde ne peut l'atteindre qu'en se redressant complétement, et alors la tension de la verge, n'étant plus accompagnée de son renversement sur l'abdomen, ne produit qu'un résultat incomplet. L'effacement de la dilatation bulbeuse ne peut être obtenu, tant à cause de cette condition, que par suite de la fixité plus grande qu'acquiert ce point de l'urèthre, à mesure qu'il se trouve fixé plus profondément dans le périnée.

On trouve donc à la fois, dans l'étude de ces conditions anatomiques, l'explication des résultats divers obtenus par les praticiens et la mesure des espérances qu'on peut fonder sur cette manœuvre.

La courbure, la largeur de la portion spongieuse de l'urèthre, peuvent, comme on l'a vu, varier beaucoup; mais lorsque ces deux conditions, se trouvant réunies, sont portées aussi loin que possible, elles constituent une circonstance très favorable à la marche de la sonde ordinaire dans cette région. Cette marche est rendue plus facile, d'abord par la courbure des parties qui s'accommode alors à celle de la concavité de l'instrument, ensuite par l'augmentation de diamètre du canal. De là le phénomène signalé précédemment, en vertu duquel on sent à un moment donné la sonde se porter comme d'elle-même vers les parties profondes du périnée.

L'entrée de l'algalie dans la portion membraneuse est facile, lorsque la dilatation bulbeuse est presque nulle, et que le diamètre de la position membraneuse est un peu considérable, alors, soit que l'instrument chemine en suivant la paroi inférieure ou bien celle qui lui est opposée, il y a chance de l'engager assez facilement. Mais les deux conditions opposées font naître des difficultés d'autant plus sérieuses, qu'elles sont portées plus loin. C'est ainsi que l'exagération de la dilatation bulbeuse permet à l'extrémité de la sonde de s'arrêter dans un point placé sensiblement au-dessous de l'orifice de la portion membraneuse, et ce n'est point alors en suivant la paroi inférieure du canal qu'on y parvient; mais cet inconvénient, quelque manifeste qu'il soit, a d'ailleurs peu d'importance en pratique, parce que l'exagération du mouvement d'abaissement qui est fort habituelle, le fait complétement disparaître. On se trouve cependant dans une alternative d'autant plus redoutable qu'on a moins d'habitude du cathétérisme. Si l'on abaisse un peu trop fortement, on heurte la paroi supérieure; si l'on abaisse trop peu, on tombe dans la dilatation bulbeuse. Il y a quelque difficulté à saisir la position intermédiaire d'autant plus qu'elle varie un peu d'un sujet à l'autre. C'est une affaire d'expérience et de tact manuel.

L'étroitesse naturelle de la partie membraneuse du canal peut rendre cet obstacle plus sérieux. On peut constater que le diamètre de cette portion la plus étroite de l'urèthre peut encore sensiblement varier, de manière à comporter le passage de sondes de calibre différent, suivant les sujets. C'est, à bien prendre, cette partie qui fournit la mesure du canal au point de vue pratique, les deux autres portions étant toujours plus larges qu'elle. L'orifice de la portion membraneuse offre parfois un large bourrelet circulaire, dû au plissement que subit la muqueuse sous l'action contractile des fibres qui l'enveloppent. Cette couche musculaire peut-elle amener dans certains cas l'occlusion spasmodique de cette partie du canal, et s'opposer ainsi momentanément à l'entrée de la sonde ? Il semble au moins difficile que cet obstacle soit bien sérieux, et ceux qui ont été rapportés à cette cause nous paraissent bien plutôt se rattacher à d'autres conditions, telles que la mauvaise direction imprimée à la sonde. Il faut encore ajouter à cette énumération des circonstances qui peuvent arrêter l'algalie à l'entrée de la portion membraneuse, l'existence d'un engorgement chronique des diverses couches qui la constituent, engorgement qui détruit son extensibilité.

Toutes ces conditions différentes ont pour effet de créer des obstacles qu'une main très expérimentée surmonte en général facilement, mais qui peuvent au contraire arrêter même complétement des praticiens moins habitués à la manœuvre du cathétérisme. Elles expliquent les faits cités par J.-L. Petit, Boyer, M. Civiale et d'autres ; elles expliquent encore comment certains praticiens ont cru constater au premier cathétérisme un rétrécissement, dont un examen ultérieur venait démontrer l'absence ; ce sont elles enfin qui rendent si fréquent, sous la main de quelques personnes, ce genre de maladie.

Après avoir franchi l'orifice de la portion membraneuse, la sonde la parcourra d'autant plus facilement que le diamètre du canal sera plus grand, que la courbure sera plus en rapport avec celle de l'instrument, et que le mouvement imprimé à celui-ci fera marcher son extrémité, de manière à ne pas changer la forme des parties. Or, en jetant les yeux sur les pièces que nous avons présentées, en mettant en rapport avec elles la sonde ordinaire, on saisit facilement la différence qui doit exister sur chaque sujet dans la marche de l'algalie, suivant que la portion membraneuse est droite ou courbe, horizontale ou oblique. On comprend alors comment nous avons pu dire que les praticiens habiles parviennent dans la vessie, en tâtant pour ainsi dire la forme du canal avec l'extrémité de l'instrument.

Dans cette région, l'exagération du mouvement de bascule ou le renversement prématuré de la sonde aura des effets d'autant plus fâcheux, que cette partie du canal sera plus droite et plus longue.

La paroi supérieure de l'urèthre peut être ainsi froissée d'autant plus énergiquement par le bec de la sonde, que celle-ci trouve alors, pendant ce mouvement de levier, un point d'appui sur l'anneau fibreux que présente l'aponévrose moyenne pour le passage de l'urèthre, soutenu dans les cas où il y a de l'inflammation par la contraction spasmodique des muscles du périnée.

Les variations si nombreuses, si remarquables que l'on observe dans la courbure et l'étendue de la portion membraneuse, démontrent clairement tout ce qu'il y avait de hasardé dans le précepte donné par certains chirurgiens et notamment par Hey, de raser le pubis en le contournant. Elles expliquent en outre pourquoi, chez certains sujets, il faut enfoncer l'instrument beaucoup plus profondément que chez d'autres avant de franchir l'orifice vésical.

On peut constater en outre que chez les sujets qui présentent une grande élévation du col au-dessus du niveau de l'ouverture de l'aponévrose moyenne, il faut, pour faire parvenir l'extrémité de la sonde dans la portion prostatique, abaisser fortement la verge et soulever au contraire la partie du canal placée sous les pubis, de telle sorte que si la disposition naturelle des parties ou leur état morbide ne permet pas facilement ce double déplacement, la marche de la sonde sera certainement entravée ou ralentie en proportion du défaut de concordance des courbures.

Chez bon nombre de sujets, la portion membraneuse se termine à 3 ou 4 millimètres seulement de l'ouverture des canaux éjaculateurs situés dans ce que nous avons appelé le coude prostatique, tandis que chez d'autres elle s'arrête plus promptement et quelquefois à 1 centimètre et plus du vérumontanum, suivant que la portion sous-montanale de la prostate se trouve plus volumineuse. Telle est la limite imposée à cette portion de l'urèthre par l'étude de sa structure anatomique ; mais quand on considère le canal divisé comme nous l'avons fait, il semble qu'elle s'avance jusqu'au vérumontanum. On comprend tout au moins que, pour l'étude du cathétérisme, il y aurait avantage à considérer les choses de cette manière. Au point de vue pratique, en effet, ce dont il importe de tenir compte, ce n'est pas tant la limite anatomique de l'une ou de l'autre de ces portions, que la situation exacte du point où doit s'effectuer le changement de direction que présente vers ce point la paroi inférieure de l'urèthre. Or, ce changement de direction est formé par ce que nous avons appelé le coude prostatique, lequel est tantôt situé à la réunion des portions prostatiques et membraneuses, et tantôt reculé sur un point plus ou moins élevé de la prostate. Dans le premier cas, la portion sous-montanale manque presque complétement, tandis que dans la seconde elle offre en général un volume variable, mais parfois assez considérable.

C'est donc tantôt à la réunion des deux parties de l'urèthre, tantôt un peu plus haut et sur le corps même de la prostate, que se trouve le coude que présente en arrière la paroi inférieure de l'urèthre, coude qui répond à celui que nous avons signalé en avant sous le nom de *dilatation bulbeuse.* D'où il suit qu'il y aura à considérer, non-seulement l'influence du changement de direction que peut présenter habituellement le canal dans cette région, mais encore la modification qu'elle peut subir, suivant que le coude de la paroi uréthrale sera placé dans l'une ou l'autre des situations indiquées.

Ce changement de courbure affecte spécialement la paroi inférieure et ne se remarque presque jamais sur celle qui lui est opposée ; de telle sorte que si l'on présentait dans le canal une sonde exactement courbée sur la direction suivie par la paroi supérieure, elle arriverait toujours sans obstacle à la condition de suivre cette direction.

Pour la paroi inférieure même, l'existence d'un coude avec changement de direction, bien que très fréquente, n'est pas absolument constante. Ce coude est parfois tellement faible ou si bien arrondi, qu'il ne saurait changer la marche de l'instrument, les deux parois suivant alors à peu près parallèlement la même direction. On observe cette disposition sur les pièces numéros 10, 13, 23, 44. L'urèthre décrit alors en arrière une courbe parfaitement régulière.

Dans tous les autres cas, on voit la paroi postérieure de l'urèthre changer de direction au point indiqué et se relever, comme pour se rapprocher de la verticale qu'elle atteint chez quelques sujets et qu'elle dépasse même chez d'autres. Lorsque la paroi uréthrale ne se relève que faiblement, la direction qu'affectait le canal dans la portion membraneuse est peu changée, et l'on comprend très bien que l'instrument qui vient de traverser cette portion s'engagera facilement, quelle que soit sa courbure, dans la portion qui lui fait suite; mais lorsque cette paroi se relève plus fortement, elle se présente dans bon nombre de cas comme une muraille presque perpendiculaire, contre laquelle viendra se heurter le bec de l'instrument, à moins qu'on ne change tout à fait sa direction primitive. A part le degré d'inclinaison de la paroi prostatique, les conditions qui favorisent alors le passage de la sonde sont la souplesse des parties, permettant d'abaisser, de redresser le canal suivant les circonstances, enfin, une courbure un peu prononcée de l'extrémité de l'algalie. On comprend très bien que, dans ces cas, la sonde actuelle devra s'engager plus facilement que celle de Desault et de Boyer, parce qu'étant plus courbe elle permet de ne pas déprimer autant les parties antérieures du canal pour relever le bec vers l'ouverture vésicale. Enfin, on sait également que les instruments coudés, tels que le percuteur, la sonde dite de Ménier, sont très favorablement disposés pour s'engager dans cette partie de l'urèthre, à la condition de redresser, d'abaisser convenablement sa partie postérieure.

Dans quelques circonstances, la paroi prostatique prend une direction toute nouvelle, oblique en bas et en arrière, comme cela se voit sur les pièces numéros 15, 19, 56, 60, de manière à changer complétement la direction du canal et la situation du col. Le coude prostatique représente alors un angle aigu, contrairement à sa disposition habituelle, et l'on se demande si, dans de semblables conditions, une sonde rigide, quelle que soit sa courbure, du moins parmi celles que nous connaissons actuellement, pourra s'engager dans la partie profonde du canal ainsi dévié et la parcourir en la redressant pour franchir enfin le col de la vessie. Il semble que pour quelques-uns de ces cas, il y ait impossibilité absolue d'obtenir ce résultat, l'extrémité de la sonde rigide pouvant se porter ainsi de bas en haut et d'arrière en avant, l'espoir de pénétrer dans la vessie ne reposant plus alors que sur l'emploi des bougies élastiques qui pourraient se prêter à la forme des parties. Les bougies à béquilles de M. Leroy, ou les sondes coniques à boule terminale de M. Lasserre paraîtraient alors les instruments les mieux appropriés.

La position du coude prostatique a presque autant d'influence que sa forme, sur la fréquence des obstacles que l'on rencontre dans cette région. Lorsque ce coude est placé au point de réunion des deux portions prostatique et membraneuse, ou en d'autres termes, lorsque la partie sous-montanale de la prostate n'existe pas, l'incurvation brusque du canal doit être, toutes choses égales d'ailleurs, moins défavorable; ce qui tient à ce que cet angle peut alors s'effacer assez facilement, par la pression de l'extrémité de la sonde sur la surface prostatique. Rien en effet ne s'oppose nécessairement à ce qu'il en soit ainsi : le corps de la prostate entraînant avec lui le col vésical, peut très bien subir un léger abaissement en arrière, de manière à diminuer beaucoup l'exagération de la courbure uréthrale dans ce point. C'est en définitive ce qui advient quand on introduit une sonde droite ou simplement peu courbée dans le canal. Aucun lien naturel n'attache la prostate de manière à empêcher ce jeu de l'une des parties de l'urèthre sur l'autre. Il en est tout autrement quand le coude prostatique, au lieu d'être situé à la rencontre de ces deux parties, est placé plus haut, par suite du développement de la partie sous-montanale de la prostate.

Dans ce cas, le redressement des lignes qui forment le coude prostatique est évidemment beaucoup plus difficile et doit être regardé, dans certains cas rares, comme tout à fait impossible ; il ne s'agit plus ici en effet de faire subir un léger déplacement au corps de la prostate, dont le mode d'union avec la portion membraneuse n'offre à cet égard aucune résistance, il faut redresser la prostate elle-même infléchie, coudée, sur un point de sa longueur. Il faut repousser, abaisser la partie supérieure, tandis que la partie inférieure est occupée par un instrument rigide, sur lequel elle prend un point d'appui. Dans de semblables circonstances, pour peu que la prostate soit volumineuse, engorgée, ou que son tissu soit simplement induré, ce redressement ne pourra certainement se faire qu'au prix de froissements et de douleurs plus ou moins grandes. Telle est en effet la cause principale des obstacles que l'on rencontre si fréquemment dans cette région. C'est cette disposition de la partie supérieure de la glande que les chirurgiens anglais ont désignée par les termes de *transversal bar*. L'examen des pièces que nous avons recueillies prouve que chez certains sujets cette incurvation de la prostate peut engendrer les plus grandes difficultés.

On remarquera que les cas dans lesquels l'influence du canal dans cet endroit est portée au point de changer tout à fait la direction de l'axe du col (pièces numéros **15**, **19**, 56, 60), présentent tous la condition que nous étudions en ce moment, c'est-à-dire que dans tous ces cas, le coude prostatique est placé à peu près au milieu de la glande. On comprend en effet qu'une incurvation aussi brusque ne saurait se rencontrer à la réunion des parties prostatique et membraneuse, et qu'elle ne se montre sur la prostate que par suite d'une déformation pathologique.

La distance qui sépare le coude prostatique de l'orifice vésical est assez variable, mais il semble que plus elle est courte, plus la sonde engagée dans le premier point aura de chances d'arriver au second, circonstance qui viendrait contre-balancer jusqu'à un certain point les conditions fâcheuses qui résultent de la situation du coude prostatique sur le corps même de la glande. C'est en effet assez souvent, dans ce cas, que la distance diminue entre les deux points indiqués.

Le diamètre de la région prostatique du canal, toujours plus grand que celui de la portion membraneuse, offre par lui-même une condition favorable, et bien que cette circonstance puisse varier dans chaque sujet, il est évident que ce n'est pas le défaut de largeur du canal dans cette région, mais bien la disposition que peut affecter sa courbure, qui constitue alors la principale cause des obstacles au cathétérisme.

L'orifice du canal, dans les circonstances ordinaires, offre un diamètre et une extensibilité qui lui permettent de livrer facilement passage aux sondes du plus gros volume. Ce ne sont donc pas ces conditions qui déterminent les temps d'arrêt si communs dans cette région, et rien en effet, dans ce que nous avons rencontré de ce côté, ne tend à faire naître une opinion différente. Lorsque la sonde est arrêtée, c'est donc par l'action des autres parties du canal. Cette action paraît se résumer en une circonstance unique, toujours ou presque toujours la même, savoir l'impossibilité de diriger le bec de la sonde suivant la ligne qui représente l'axe du col vésical. C'est évidemment parce qu'elle heurte contre l'une des parois, en vertu du mouvement de bascule, que l'extrémité de la sonde arrivée dans ce point ne s'engage pas dans un orifice aussi favorablement disposé.

On sait quelle part a été faite par certains praticiens modernes, au développement anormal de la luette vésicale ou lobe moyen de la prostate et à la saillie du repli muqueux qui forme la lèvre inférieure du col, désignée alors sous le nom de valvule. Sans discuter ici les questions qui se rattachent à ce genre d'obstacle, nous nous bornerons à faire remarquer que sur soixante cas nous n'en avons pas rencontré un seul exemple, bien qu'il nous ait été donné d'observer des altérations assez remarquables. Nous ajouterons de plus que ces difficultés, attribuées généralement à ce genre de cause, ayant été présumées chez quelques-uns des malades que nous avons vus et qui avaient été sondés avec la sonde ordinaire, vinrent à s'évanouir lorsqu'on fit usage d'un instrument approprié. Comment admettre d'autre part qu'un obstacle aussi faible que la valvule vésicale, quand elle existe, ne sera pas déplacé par une sonde se présentant pour la soulever suivant l'axe du col? Une soupape ne présente de résistance que d'un côté, et la valvule du col, qui joue ici le rôle de soupape, peut bien résister au flot urinaire qui tend à l'appliquer sur le col, mais non à l'action de la sonde qui tend à la soulever. Si elle ne s'ouvre pas alors, c'est que le bout de la sonde ne porte pas véritablement sur elle.

CHAPITRE VI.

> Les auteurs sont d'accord pour indiquer la possibilité de nombreuses entraves, mais ils diffèrent complétement lorsqu'ils veulent en démontrer la nature, la situation, et surtout fournir les moyens de les vaincre. Quelle était la raison de cette insuffisance de l'art? Peut-être un défaut d'harmonie entre la forme de la sonde et celle du canal. Personne cependant ne chercha dans cette supposition la cause des difficultés signalées. (L'AUTEUR.)

Après avoir étudié successivement la forme des instruments usités, ses résultats pratiques constatés chaque jour, et les obstacles habituels dans le cathétérisme simple; après avoir montré quelles étaient les opinions accréditées sur la disposition de l'urèthre, et présenté sur ce point d'anatomie des recherches neuves et précises, il nous reste à étudier le mécanismesu ivant lequel les instruments courbes de diverses formes pénètrent dans le canal de l'urèthre.

Cette étude comparative jette un jour nouveau sur plusieurs faits obscurs, et permet de constater la véritable nature de certaines difficultés, successivement attribuées à des causes diverses.

Nous commencerons cet examen par les instruments actuellement usités, lesquels se divisent en instruments courbes, en instruments coudés. L'exposition des propriétés de la nouvelle courbure viendra en dernier lieu.

A. — Instruments courbes.

L'étude actuelle portera spécialement sur les deux formes qui ont, pour ainsi dire, régné dans la pratique à l'exclusion de la troisième. La pre .

mière que nous aurons plus particulièrement en vue est actuelle, à courbure brusque, représentant le quart d'un cercle de 10 centimètres de diamètre. La seconde est celle des anciens, de Chopart, de Boyer, qui a une courbure moins profonde, plus allongée, formant une bien plus petite partie d'un bien plus grand cercle. Le mécanisme de leur introduction présente des analogies qui doivent les faire rapprocher, tandis que la courbe de la troisième forme de sonde, dite *sonde-cathéter*, la sépare nettement sous ce rapport des deux premières.

Premier temps du cathétérisme curviligne. — La sonde, quelle que soit sa courbure, avance avec facilité à travers la portion pénienne du canal, jusqu'au point indiqué par les auteurs à l'aide d'expressions qui cachent un vague trop certain, sous l'apparence de l'exactitude anatomique. Tous énoncent cette assertion, que l'instrument arrive de premier jet sous la symphyse des pubis. Dans cette hypothèse, le bec de la sonde aurait franchi tout d'abord la portion spongieuse, la dilatation bulbeuse, et quelquefois l'entrée de la portion membraneuse. Il est facile de se convaincre que cette assertion est loin d'être exacte. L'extrémité de la sonde ne saurait atteindre en général la fin de la portion bulbeuse, à moins que son pavillon n'ait été abaissé. On sait, d'après ce qui a été dit, que pour arriver jusque sous les pubis, il faudrait que cette extrémité eût remonté au-dessus du niveau de la dilatation bulbeuse, point déclive du canal. Or, pour que le bec de l'instrument remonte un peu, il faut que son pavillon s'abaisse beaucoup, parce qu'il est placé à l'extrémité du grand bras du levier. Tant que la sonde reste verticale ou presque verticale, son extrémité inférieure ne saurait être placée ailleurs que près de la dilatation bulbeuse, c'est-à-dire sur un plan situé à 15 ou 20 millimètres en avant de la ligne sous-pubienne.

En arrivant dans cette situation, la sonde présente chez quelques sujets un phénomène très connu des chirurgiens. Elle marche pendant un court espace de temps avec une facilité inaccoutumée ; elle semble échapper de la main qui la guidait pour glisser comme sur un plan incliné vers des parties plus profondes. Tout frottement, toute hésitation ont disparu pour un instant, puis la sonde s'arrête comme si elle avait subitement rencontré un obstacle. Cette marche plus facile est le résultat de diverses conditions accidentellement combinées : l'influence de la pesanteur de l'instrument agissant d'autant plus, que celui-ci se rapproche davantage de la position verticale; l'élargissement du canal dans cette région, diminuant le frottement contre les parois; enfin, la circonstance la plus influente à notre avis, c'est une certaine corrélation entre la courbure de cette partie du canal et la forme de la sonde.

Si la sonde a été enfoncée verticalement avec trop de précipitation avant de commencer le mouvement d'abaissement, son extrémité déprime la paroi inférieure du canal déjà sensiblement abaissée au-dessous du niveau de l'entrée de la portion membraneuse, et peut être complétement arrêtée dans le cul-de-sac formé par la dilatation bulbeuse. Au reste, cet inconvénient n'a pas la portée que lui ont attribuée certains auteurs, parce que le bec de la sonde change nécessairement de position, par l'effet du mouvement d'abaissement qui le porte contre la paroi supérieure. Il n'en est pas de même de la condition opposée, qui est à la fois bien plus commune et bien plus fâcheuse.

Lorsque le mouvement d'abaissement est fait trop brusquement, lorsqu'il prédomine trop sur le mouvement de propulsion, la sonde agit exclusivement comme un levier du premier genre. Elle prend par sa partie convexe un point d'appui sur la paroi postérieure du canal, et déprime cette partie, tandis que son bec transformé en bras de levier est porté contre la paroi supérieure du canal et pousse celle-ci vers la symphyse. Ce phénomène est du reste d'autant plus marqué, que la courbure de la sonde est plus courte, plus brusque. La sonde actuelle dont le bec se relève à peu près à angle droit sur la tige, a nécessairement une action plus forte pour soulever la paroi supérieure qu'elle attaque presque perpendiculairement. La sonde des anciens offre moins de dangers sous ce rapport, le petit bras de levier se trouvant disposé de telle sorte, qu'il se présente plutôt parallèlement à la paroi qu'il soulève.

Toutes les fois que le mouvement d'abaissement est exécuté dans cette région avec une certaine intensité lorsqu'il est exécuté seul, sans être combiné en proportion convenable avec le mouvement de propulsion, il est certain que l'impulsion communiquée à l'extrémité du long bras de levier détermine dans la partie courbe un mouvement de bascule, par suite duquel la convexité prend un point d'appui sur la paroi inférieure, soutenue par les plans musculeux et aponévrotiques, et d'autre part par le ligament suspenseur, tandis que l'extrémité vésicale de la sonde se relève contre la paroi opposée et les tissus qui lui correspondent. Ce mouvement de bascule tend à mettre la sonde dans une situation nouvelle et très différente de celle qui suit le canal. En exécutant cette manœuvre sur une pièce ou un dessin exact, on voit qu'elle tend à mettre la sonde en croix avec le canal, et l'on apprécie alors très clairement l'insuffisance des préceptes fournis à ce sujet. Cet examen démontre que l'art du cathétérisme avec ces instruments consiste, non à éviter ce mouvement de levier, ce qui n'est pas possible, mais à le réduire aux plus petites proportions possibles, et à le combiner avec un mouvement de propulsion sur lequel les auteurs se taisent cependant le plus généralement. En combinant les deux mouvements avec l'attention d'exécuter celui d'abaissement avec beaucoup de régularité et de lenteur, ainsi que le font les praticiens expérimentés, on voit qu'il est permis d'éviter les inconvénients attachés au mouvement de bascule, bien que cependant la sonde passe encore par les points indiqués, sur les parois opposées du canal, de manière à le distendre en les écartant et à augmenter ainsi le frottement pendant tout le parcours.

Pour bien apprécier la réalité et les fâcheux effets du mouvement d'abaissement, il suffit de l'exécuter brusquement, comme certains auteurs, Bell entre autres, n'ont pas hésité à le conseiller. Il suffit même, tout en l'exécutant avec modération, de négliger de pousser la sonde proportionnellement. On peut facilement juger alors que les parois du canal peuvent avoir à souffrir en pareil cas. Aussitôt que la convexité de la sonde trouve sur les parties qu'elle a d'abord déprimées un point d'appui solide, l'effort est reporté tout entier contre la paroi supérieure que soulève le bec de l'algalie (fig. A).

Au reste, cet accident n'arrive dans cette région qu'aux personnes tout à fait inhabiles à la pratique du cathétérisme, et rarement a-t-il des conséquences graves à cause de la mobilité, de la largeur, de l'extensibilité du canal, qui lui permettent de se prêter à des mouvements très variés de l'instrument.

Les choses ne se passent point tout à fait ainsi quand l'extrémité de la sonde s'avance dans la portion profonde du canal. C'est évidemment lorsque son extrémité est déjà engagée plus ou moins avant dans la portion membraneuse, et que la courbure repose sur des parties plus résis-

FIGURE A.

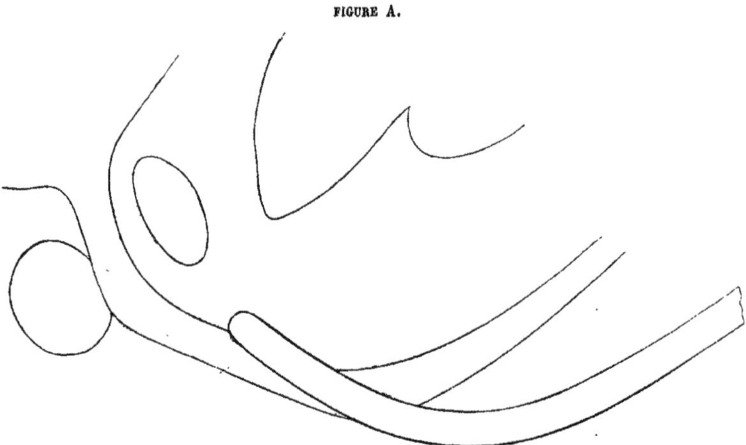

tantes, telles que les bords de l'ouverture de l'aponévrose moyenne et les plans musculeux du périnée, que le mouvement de bascule offre le plus d'inconvénients. Si la courbure de la sonde n'est point en rapport avec celle du canal, si le mouvement d'abaissement est exagéré et prématuré, tout l'effort communiqué au pavillon de l'instrument est transmis à la paroi supérieure, par suite de la solidité plus grande du plan musculo-aponévrotique sur lequel repose la convexité de la sonde, de l'étroitesse et de la contractilité de cette portion de l'urèthre. Les douleurs que déterminent toutes les tentatives de cathétérisme mal dirigées, sont alors très vives et déterminent la contraction synergique de tous les muscles du périnée, dont la tension contribue à son tour à augmenter les difficultés.

La figure ci-jointe représente cet état de choses qui peut donner naissance à ces fausses routes de la paroi supérieure, dont l'existence a été plusieurs fois constatée par les auteurs (fig. B).

Dernier temps du cathétérisme curviligne. — La portion courbe de la sonde pénètre peu à peu dans la section profonde de la courbe uréthrale. Mais elle doit être encore conduite pendant ce parcours suivant le même principe : savoir la combinaison des deux mouvements et le développement

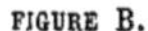

FIGURE B.

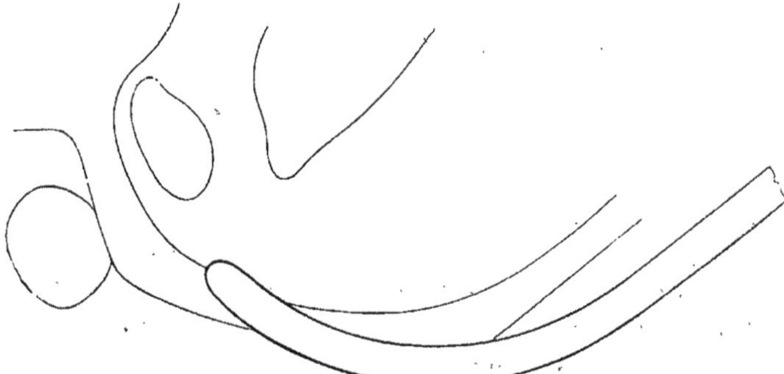

out graduel, uniforme de celui d'abaissement. L'oubli de cette règle conduit toujours aux mêmes résultats, qui sont mis en évidence dans la figure ci-dessous. Le mouvement de bascule tend sans cesse à se produire dès que le mouvement d'abaissement prédomine (fig. C). En définitive, dans

FIGURE C.

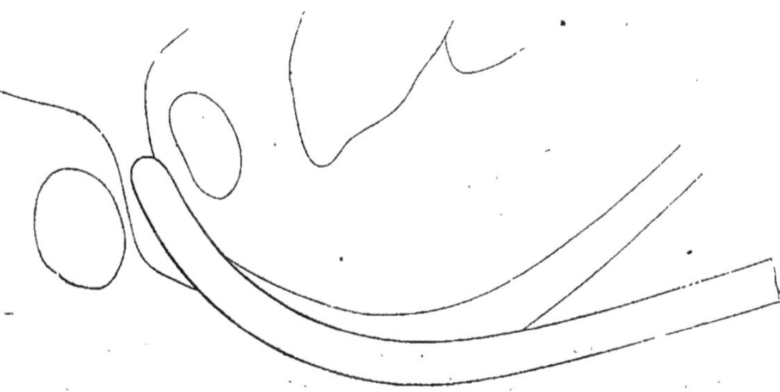

les cas ordinaires la sonde habilement présentée accommode doucement le canal à sa forme et le parcourt d'autant mieux, qu'il y a plus de concordance entre celle-ci et la courbure naturelle de l'urèthre. La portion membraneuse se courbe ou se redresse suivant les circonstances. La prostate subit un mouvement qui tantôt relève son extrémité inférieure, et rejette un peu en arrière et en bas son extrémité vésicale, et qui tantôt au contraire, produit un déplacement inverse. Le premier cas arrive lorsque le canal est plus courbe que la sonde ; le second est la conséquence de la disposition inverse. Pour pénétrer dans la vessie, il suffit souvent d'abaisser le pavillon de l'instrument entre les cuisses, comme le disent les auteurs. La sonde remonte alors par sa partie convexe sur le plan concave, de la face postérieure du canal précisément en vertu du mouvement de levier qui, cette fois, est décidément favorable. Toutefois, pour ménager les parties et diminuer la pression qui s'exerce alors sur le périnée, il faut encore pousser la sonde tant que la disposition des parties n'oppose pas de résistance à ce mouvement.

FIGURE D.

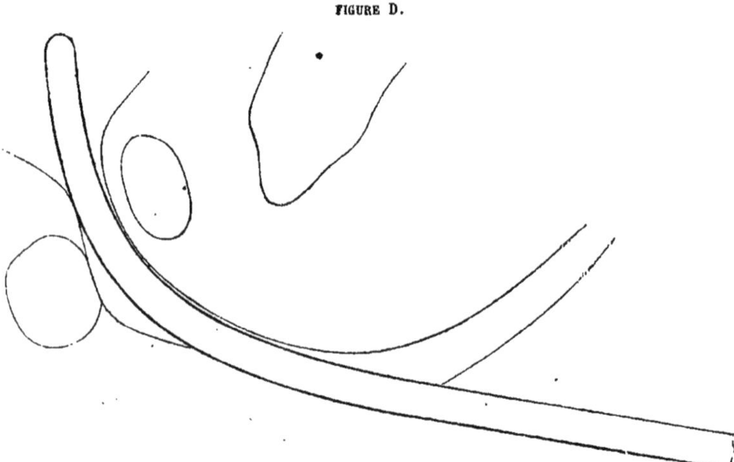

Lorsque la sonde (fig. D) est parvenue dans la vessie et que ses yeux ont dépassé le col, la portion courbe occupe exclusivement la section profonde de la courbe uréthrale avec laquelle elle a une grande similitude de forme; mais d'un autre côté la portion droite de la sonde est située dans la section antérieure, dont elle change complétement la forme et la direction. Ce redressement est opéré spécialement à l'aide de l'abaissement de l'extrémité antérieure de la courbe, jusqu'au niveau de l'ouverture de l'aponévrose moyenne. Il arrive cependant, et notamment dans le cathétérisme rectiligne, que celle-ci s'élève et se rapproche de la symphyse, de façon à prendre aussi part au déplacement nécessaire pour obtenir le redressement de la section antérieure. En définitive, la longueur, le mode d'attache, l'extensibilité du ligament suspenseur, exercent la plus grande influence sur la manière dont s'opère cet abaissement. Il est facile de constater que sa tension et sa résistance ne sont pas alors les mêmes chez tous les sujets. Ce mode de redressement a des conséquences aussi inévitables que faciles à apprécier. La première est un frottement d'autant plus considérable que la résistance au mouvement d'abaissement force à faire presser davantage la face inférieure de la sonde sur la paroi correspondante du canal. La seconde est de transformer cette paroi en un plan fixe solide, soutenu par le ligament suspenseur, les muscles du périnée contractés spasmodiquement, et l'aponévrose moyenne servant de point d'appui à la sonde dans son mouvement de bascule, limitant ce mouvement par en bas, et reportant tout son effort contre la paroi supérieure du canal.

Ainsi donc la manœuvre du cathétérisme pratiqué avec les sondes actuelles, se compose des deux éléments suivants : 1° l'introduction d'un arc de petite courbure dans un canal incurvé suivant un plus grand cercle; 2° le redressement d'une partie de ce canal par la partie droite de la sonde.

Un arc formant le quart d'un petit cercle ne saurait parcourir un canal représentant le tiers d'un grand cercle, sans déterminer un changement de forme, ou tout au moins un frottement considérable sur trois points constitués par les deux extrémités de l'arc introduit, portant contre la paroi supérieure et par le milieu de la convexité de cet arc déprimant la paroi inférieure. L'existence d'un prolongement rectiligne ajoutera à l'introduction de cette courbe de nouvelles difficultés en augmentant le frottement sur toute l'étendue de la position du canal qu'il déprime et redresse. Ces conditions très réelles du cathétérisme ordinaire peuvent en quelque sorte se démontrer mathématiquement, et sont mises en évidence dans la figure ci-jointe.

FIGURE E.

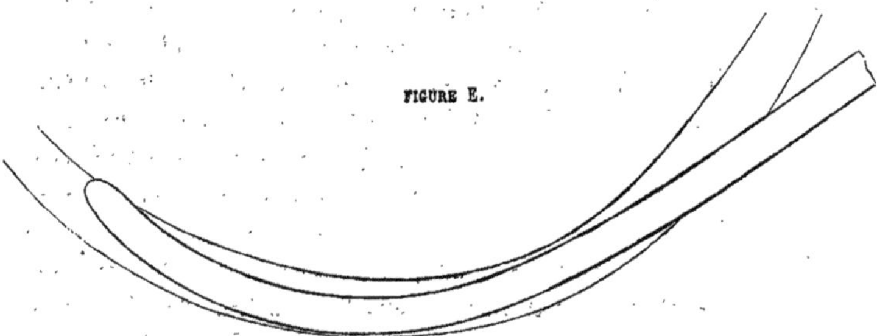

L'entrée de la sonde dans la vessie est en général marquée par une secousse plus ou moins brusque qui donne, disent les auteurs, le sentiment d'une résistance vaincue. Et si l'on ajoute que cette résistance est loin d'être toujours la même, et qu'elle manque totalement chez certains sujets, ou, lorsqu'on emploie certaines sondes, on sera bien peu disposé à l'attribuer à la condition généralement admise. Cette secousse nous paraît être une conséquence du frottement du bec de la sonde contre la paroi antérieure du col, lors du mouvement de bascule imprimé en dernier lieu à cet instrument pour le pousser dans la vessie.

Ces considérations s'appliquent spécialement au cathétérisme exécuté avec des sondes à courbure brusque, dans lesquelles l'axe du bec se relève à angle droit et dont la courbure représente le quart d'un cercle de 10 centimètres. Les choses se passent un peu différemment avec la sonde dont se servaient Desault et Boyer. Le mouvement de bascule que ce dernier avait très positivement indiqué, est cependant bien moins marqué qu'avec la courbure usitée aujourd'hui. La distinction et le frottement sont certainement bien moins considérables, parce que le bec de l'instrument suit une ligne qui se rapproche davantage de la parallèle aux parois du canal, ce qui provient de ce que le levier est moins fortement coudé. Mais, par contre, l'algalie ne peut pénétrer qu'en abaissant à la fois les deux extrémités de la courbe uréthrale; ce qui n'est facile que dans les cas où les ligaments pubiens qui relèvent ces deux extrémités ont une grande longueur. Dans le cas contraire, l'introduction de cette sonde dans la vessie ne se fait qu'au prix d'un allongement forcé du ligament suspenseur et de la dépression de la prostrate, dépression à laquelle le développement de la glande, le volume ou la sensibilité de la luette vésicale peuvent apporter de sérieux embarras. Au demeurant, cette sonde à courbure allongée était un instrument doux pour les malades, facile à introduire pour les praticiens familiarisés avec son mécanisme, mais plus spécialement applicable aux canaux à faible courbure. Du reste, si quelque chose doit étonner, c'est que, d'une part, on la regardait comme bien accommodée à la forme de l'urèthre, alors qu'on conservait pour l'usage de la taille l'ancienne forme des cathétères, qui en diffère tant, et de l'autre, qu'on l'ait abandonnée à une époque où l'on introduisait le cathétérisme rectiligne dans la thérapeutique des affections vésicales.

B. — **Instruments coudés.**

Ces instruments qui sembleraient se rapprocher par leur forme des sondes à courbures courtes et profondes, telles que la sonde recto-curviligne de M. Heurteloup, présentent cependant des conditions différentes et toutes spéciales. Leur passage est aussi généralement bien plus facile, ce qui dépend de conditions bien plus faciles à saisir.

Le petit bras du levier étant sensiblement plus court, le mouvement de bascule affecte beaucoup moins les parois de l'urèthre. L'écartement et les froissements en sont diminués d'autant. Enfin, bien qu'au premier abord et prise dans son ensemble, l'incurvation de cet instrument paraisse aussi forte que celle des sondes ordinaires, elle est cependant bien moins prononcée. Cette condition permet à la pointe de glisser plus facilement, tandis que, d'autre part, la forme du coude a l'avantage de diminuer, pour la partie convexe, l'étendue de la surface qui prend un point d'appui sur la paroi inférieure, circonstance qui diminue à son tour le frottement dans cette région.

C. — Conditions pathologiques qui entravent le cathétérisme avec les sondes courbes ordinaires.

La remarquable facilité avec laquelle une sonde droite parcourt le canal chez bon nombre de sujets, le passage quotidien de courbures très variées prouvent que les conditions matérielles qui maintiennent la courbure de l'urèthre permettent une grande mobilité. Cette courbure toujours plus ou moins redressable peut être complétement effacée dans beaucoup de cas. Par rapport à cette dernière circonstance, on peut faire cette remarque que, l'urèthre supporte souvent mieux le contact d'un instrument droit que le passage d'une sonde à brusque courbure. Nous avons vu plusieurs fois des malades qui se plaignaient beaucoup pendant le cathétérisme, supporter avec bien moins de peine la présence de la tige droite du lithotriteur.

En décrivant la véritable disposition de l'urèthre, en signalant ses variétés, nous n'avons donc point perdu de vue les données de l'expérience qui prouvent que le canal peut se prêter au passage d'instruments de formes très variées. Mais faut-il dans la pratique du cathétérisme, prendre cette faculté de l'urèthre pour base d'une règle générale, à ce point d'admettre au même rang toutes les sondes courbes, et de compter bien plus sur la mobilité du canal et l'habileté de la main ; que sur la bonne construction de la sonde? Telle paraît être l'opinion de la plupart des praticiens modernes, très exactement résumée par la proposition de M. Malgaigne, que nous avons citée plus haut, et d'ailleurs péremptoirement démontrée par la multiplicité des formes admises dans la pratique.

Dans l'état normal, avant l'âge de quarante ans, alors qu'aucune cause pathologique n'a altéré la direction ou la souplesse de l'urèthre, cette pratique ne saurait être d'une application toujours facile. On a vu que certaines conditions de l'urèthre devaient l'empêcher de céder à l'action des instruments qui doivent changer sa forme. Tout au moins, leur passage serait-il accompagné de froissements pénibles, ou marqué par ces capricieux incidents si communs dans le cathétérisme, même dans les cas simples.

Mais, en dehors de ces conditions normales, il existe des circonstances qui s'opposent encore plus fréquemment au redressement du canal et c'est à cet ordre de causes que se rapportent en effet les cas dans lesquels le cathétérisme devient très pénible ou tout à fait impossible.

Ces causes sont l'inflammation des parties profondes du canal, ou des organes voisins, et les dispositions spéciales de la prostate et du col de la vessie, dispositions qui se prononcent en général avec l'âge, et qui paraissent occasionnées par l'existence d'engorgement, de phlegmasies sourdes, si fréquemment constatées dans une époque avancée de la vie. Ce sont en effet ces deux ordres de cause qui donnent naissance, soit isolément, soit en se combinant aux grandes difficultés du cathétérisme.

L'inflammation aiguë si souvent greffée sur une phlegmasie chronique, éveille promptement la sensibilité du canal, et la contraction sympathique des muscles de l'appareil génito-urinaire ; contraction qui présente une grande énergie pendant les tentatives d'introduction de la sonde. Ces contractions, ont pour effet nécessaire, de comprimer, de resserrer, de fixer les parois du canal, peut-être aussi d'exagérer sa courbure, et dans tous les cas, de rendre son redressement plus difficile. Il en résulte que les sondes qui ne sont pas appropriées à la forme du canal, celles qui doivent redresser ou exagérer la courbure uréthrale, celles qui sont disposées de manière à rendre le mouvement de bascule très offensif, cheminent avec une grande difficulté. La contraction du bulbo-caverneux, du sphincter anal, du transverse, en donnant un point d'appui plus solide à la partie convexe de la sonde, fait reporter en haut tout l'effort du mouvement de levier qui, dans les conditions ordinaires, est en partie neutralisé par la dépression du périnée. En même temps, la contractilité de la portion membraneuse, mise en jeu, entrave l'entrée du bec de l'instrument et son introduction dans cette partie du canal. Les moindres mouvements de la sonde déterminent des douleurs qui réveillent de nouvelles contractions, et retardent d'autant la marche vers la vessie. C'est surtout en approchant du col qu'elle éprouve le plus d'obstacles, parce que c'est là d'ordinaire que siége l'inflammation, et que c'est là que le mouvement de bascule agit avec d'autant plus de violence contre la paroi supérieure, que les parties moyennes de la courbure uréthrale jouissent de moins de souplesse et de mobilité.

Des difficultés plus redoutables encore sont la suite des modifications qui surviennent dans la forme de la partie profonde du canal, et qui sont dues spécialement à l'hypertrophie générale ou partielle de la prostate. Parmi ces conditions physiques si variables, la plus influente comme obstacle au cathétérisme est certainement l'inflexion en avant de la partie sus-montanale de la prostate. Cette partie relevée plus ou moins perpendiculairement change brusquement la direction du canal, et vient créer un obstacle contre lequel l'extrémité de l'instrument devra forcément s'arrêter dans certains cas, la résistance étant alors en raison du degré d'inflexion et des autres conditions matérielles qui l'accompagnent en suivant un canal offrant cette disposition anatomique, la progression de l'algalie, il est facile de comprendre le mode d'action de ce genre d'obstacle, et le mécanisme en vertu duquel l'instrument est toujours porté dans une direction qui l'écarte du col de la vessie. On constate d'abord que le mouvement de progression est devenu impossible, le bec de la sonde étant arrêté contre la paroi prostatique devenue verticale. On ne saurait donc plus faire marcher la sonde que par le moyen de l'abaissement de son extrémité libre. Mais il est facile de se convaincre que les mouvements alternatifs d'élévation et d'abaissement de cette extrémité n'ont, pour ainsi dire, aucune influence pour diriger l'autre vers le col vésical, la ligne que suit le bec de la sonde pendant ses mouvements affecte une direction très différente de celle qui constitue l'axe du col, et suivant laquelle l'instrument devrait être poussé. Ces deux lignes se coupent sous un angle aigu, variable suivant la direction de la portion prostatique, et s'écartant d'autant plus dans leur direction, que la prostate se redresse davantage. Les alternatives d'élévation et d'abaissement auxquelles on est réduit pour faire marcher la sonde, portent successivement son extrémité de la paroi postérieure contre l'antérieure, sans que, dans ces oscillations, elle montre de tendance à s'avancer vers la vessie. Dans les cas les moins défavorables, elle y pénètre en déprimant la partie antérieure de l'orifice, et c'est alors que se produit ce sentiment de résistance vaincue, dont parlent les auteurs, lequel ne saurait exister, quand la sonde suit, pour entrer, l'axe du col vésical. La figure suivante met en évidence toutes ces conditions.

Dans les cas les plus défavorables, l'extrémité de la sonde arrêtée par l'absence complète de concordance des courbures et le défaut de souplesse

FIGURE F.

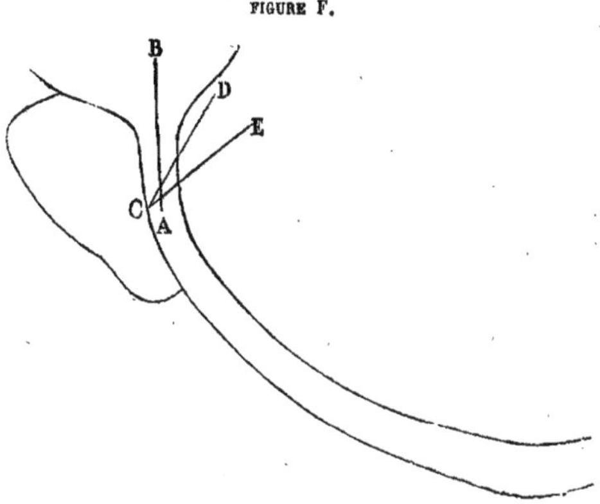

du canal, décrit dans ses mouvements alternatifs d'abaissement et d'élévation un axe de cercle devant le col vésical, sans pouvoir avancer plus ou moins obliquement dans sa direction. C'est ce que l'on voit sur les piè-

FIGURE G.

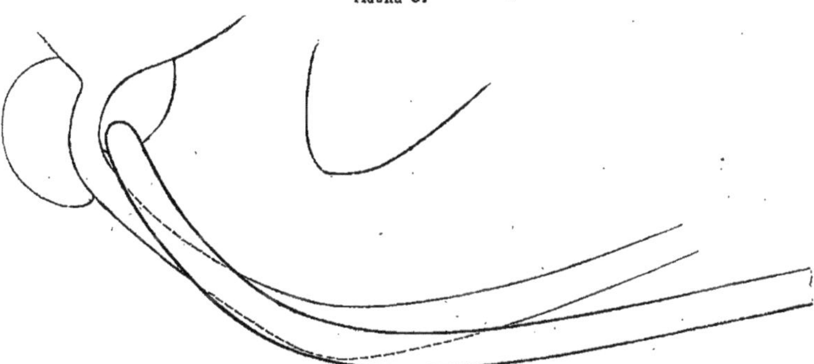

ces ci-jointes, où, le mouvement de propulsion étant devenu impossible par suite du défaut d'accord entre les courbures (fig. G H et I), le seul

FIGURE H.

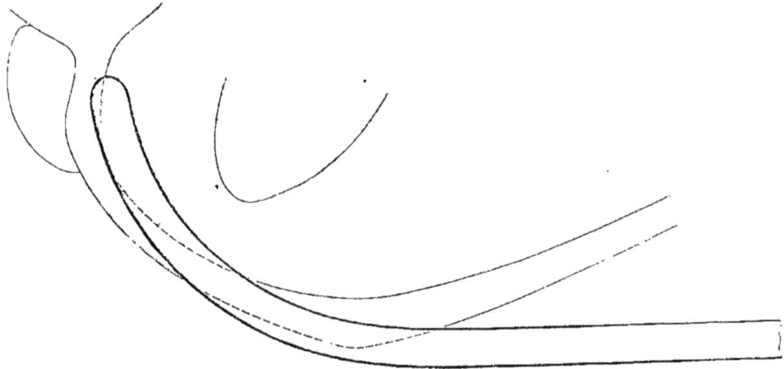

FIGURE I.

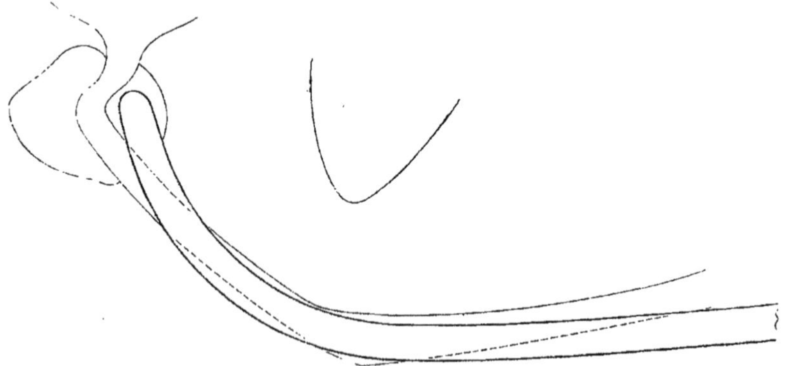

moyen d'action qui reste, le mouvement d'abaissement porte le bec de la sonde dans la position indiquée par la ligne ponctuée, la poussant contre la paroi antérieure du canal, en passant devant le col (fig. J, K, L). Dans de semblables circonstances, la sonde pénètre d'autant moins qu'elle présente une courbure plus allongée, comme était celle de Desault. Les courbures profondes ont évidemment plus d'avantages ; et c'est sans doute ce que l'expérience avait appris à ceux qui ont substitué la sonde actuelle à cet instrument. Les sondes droites et presque droites buttent inévitablement contre la paroi prostatique. Les sondes un peu fortement courbées

FIGURE J.

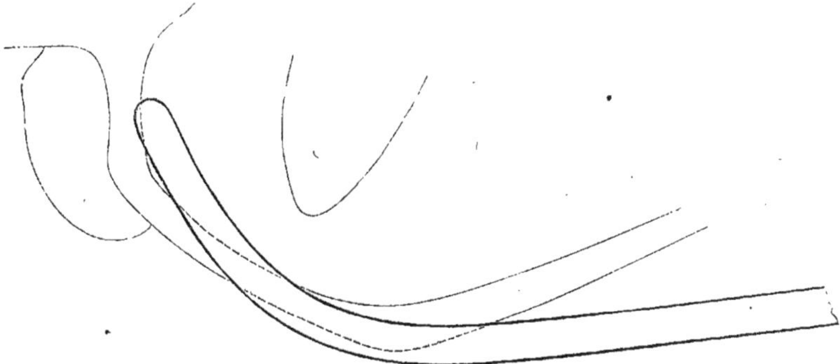

ont plus de chance de se relever devant cet obstacle, et de suivre l'axe du col vésical. Les instruments coudés, tels que : le lithotriteur, la sonde de M. Mercier, sont encore mieux disposés, à certains égards, que la sonde

FIGURE K.

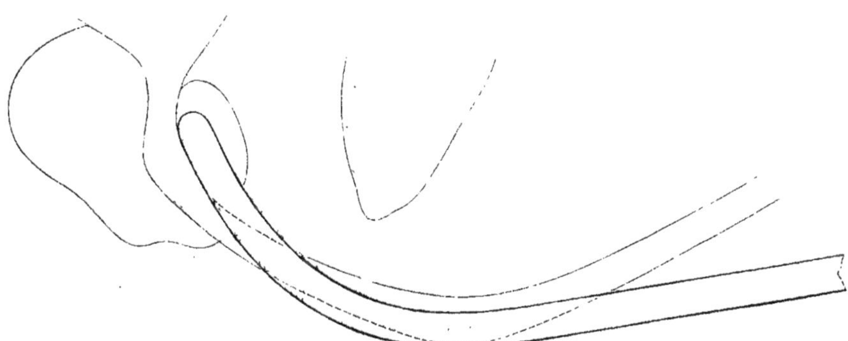

ordinaire, pour s'engager; la disposition de leur partie coudée les rend propres à se présenter alors dans l'axe de la vessie, ou à ramener cet axe à une position convenable en déprimant plus ou moins la paroi prostatique.

Enfin, l'expérience avait appris que chez les vieillards qui présentent plus particulièrement ce genre d'obstacle, on parvenait plus facilement

FIGURE L.

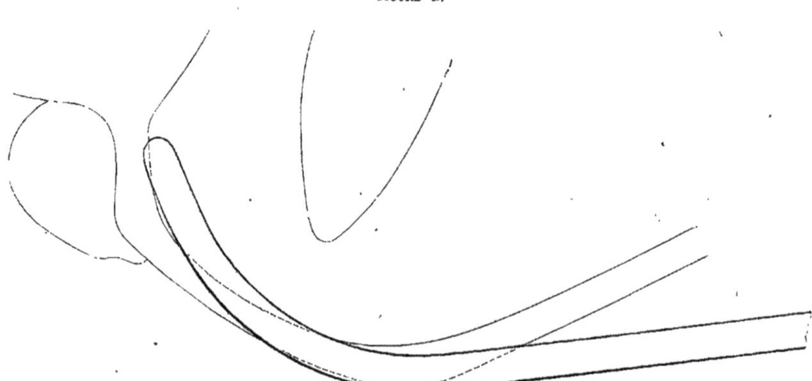

dans la vessie, en donnant de l'ampleur à la courbure de la sonde. Cette modification était déterminée, disaient les auteurs, par l'augmentation de longueur et de courbure que détermine à cet âge l'hypertrophie de la prostate. Le résultat pratique, d'ailleurs bien positif, doit être de l'explication, qui sera naturellement appréciée dans ce qui va être dit du mécanisme des grandes courbures.

CHAPITRE VII.

> Comme le trajet du canal de l'urèthre chez l'homme est régulier, les différences que les chirurgiens adoptent dans la courbure des cathéters ne peuvent être fondées sur aucune bonne raison anatomique, et elle devrait en général, du moins pour des sujets de même âge et de même taille, ne pas varier, mais être réglée sur la route que suit l'urèthre.
>
> (S. COOPER, *Diction. de chir.*, art. *cathét.*)

Il est désormais clairement établi que les sondes habituellement mises en usage ne parcourent point l'urèthre en vertu du principe fondamental du cathétérisme curviligne, savoir : une exacte concordance entre les courbures, permettant de réaliser le mécanisme de deux arcs de même forme, glissant facilement l'un sur l'autre.

Toutes les sondes précédemment usitées redressent une partie de la courbure du canal, celle qui est située au-devant de l'aponévrose moyenne et ne s'adaptent que fort incomplétement par leur courbure à la disposition de la partie profonde du canal.

Les inconvénients qui sont la suite de ce redressement partiel, et notamment le mouvement de bascule auquel il condamne, ont été suffisamment signalés, mais ce qui achèvera la démonstration à cet égard, c'est l'étude des avantages attachés à la disposition contraire.

On a vu que la courbure de l'urèthre était divisée en deux parties à peu près égales en étendue, mais différentes quant à leur incurvation, et qui se réunissent au niveau de l'aponévrose moyenne. La partie antérieure moins concave, appartient à un plus grand cercle. La partie postérieure plus courbe, se rapporte à une circonférence de 12 centimètres de diamètre, dont elle présente en général un peu moins du sixième. Si maintenant, partant de ce fait incontestable que la partie antérieure de la courbe uréthrale est la plus mobile, la plus souple, la moins importante, on néglige sa forme spéciale pour prendre, au contraire, comme base de la disposition à donner à la sonde, la courbure habituelle de la partie profonde de l'urèthre. On arrive à admettre que cet instrument devra présenter un arc, emprunté à un cercle de 12 centimètres de diamètre, et que cet arc pour occuper à la fois les deux parties de la courbure, et avoir en même temps une partie de son extrémité engagée dans la vessie, devra représenter assez exactement le tiers du cercle.

Telle est la conclusion générale qui découle des études qui précèdent, conclusion conforme à la donnée anatomique fournie par Blandin et qui se trouve aussi exactement en rapport avec les faits cliniques qui nous avaient fait entreprendre ces recherches. La pratique nous avait fourni la connaissance des avantages de cette courbure, l'étude anatomique en a révélé les causes.

Sans doute, l'instrument construit sur ces données devra subir quelques modifications, pour répondre aux nombreuses variétés de forme et de longueur, que présente l'urèthre. Mais il sera établi plus loin que ces changements doivent se renfermer dans des bornes étroites pour conserver les avantages attachés au véritable cathétérisme curviligne.

Au point de vue pratique, un instrument ainsi conformé présentera donc pour propriété fondamentale la faculté de parcourir toute la courbure uréthrale, sans en redresser aucune partie. Il y a plus, non-seulement aucune partie ne sera redressée, mais quelques-unes seront un peu incurvées, et toutes seront ramenées dans leur ensemble à une courbe régulière et uniforme. Ainsi, la section de la courbe uréthrale qui siége au-devant de l'aponévrose moyenne, et qui se compose de l'extrémité antérieure de la portion membraneuse, et de toute la portion bulbeuse, prendra par la présence de la sonde une courbure un peu plus prononcée que celle qui lui est naturelle. Elle deviendra sous ce rapport tout à fait semblable à la section postérieure, de façon que toutes deux appartiendront désormais à un seul et même cercle.

Dans la section postérieure elle-même on verra disparaître les conditions accidentelles qui altèrent parfois sa courbure. Lorsque la portion membraneuse présente une ligne droite ou anguleuse, elle sera arrondie; lorsqu'elle est, au contraire, fortement courbée elle sera un peu redressée. Le coude prostatique lui-même subira des changements analogues, devenus d'ailleurs faciles par le mode spécial d'introduction de la sonde.

Dans le plus grand nombre des cas le canal n'aura à subir, pour s'adapter à l'instrument rigide qui le remplit, que de légères modifications de forme, presque insignifiantes, toujours faciles à obtenir dans l'état sain et même très souvent aussi dans l'état pathologique.

La figure suivante montre quelle différence il y a en général et spécia-

FIGURE M.

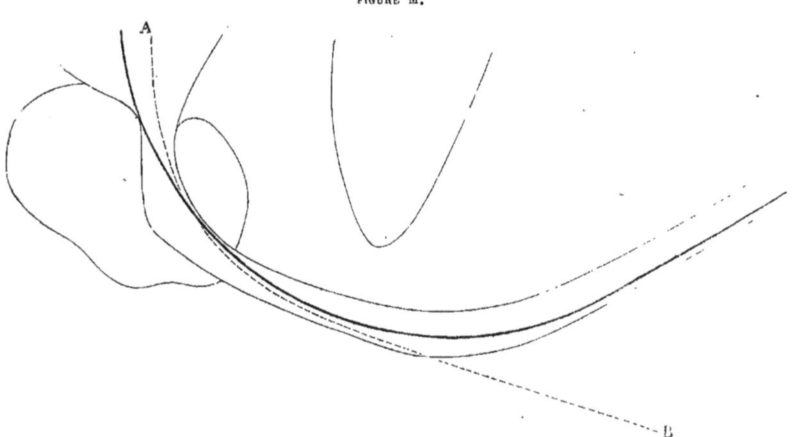

lement pour ce qui est du redressement de la section antérieure entre la sonde ordinaire et le nouvel instrument.

Un autre caractère important qui découle de la forme de cette sonde, c'est le mécanisme tout spécial qui préside à son introduction, mécanisme aussi bien approprié à la forme des parties que facile à exécuter.

Comme toutes les autres sondes, elle pénètre d'autant mieux que son calibre est relativement plus considérable. On peut suivre pour le premier temps de cette introduction les préceptes habituellement donnés à ce sujet, mais on sait que les instruments à grande courbure ne se prêtent pas complétement à leur application. C'est ce qui arrive, par exemple, pour le cathéter. Cette forme apporte naturellement un certain obstacle à ce qu'on donne à la verge et à la sonde laposition habituelle, surtout chez les personnes dont l'abdomen est très développé. Mais comme cette position n'est nullement indispensable, nous n'hésitons pas à l'abandonner dans la plupart des cas. La verge est alors portée de côté suivant la direction du pli de l'aine, et l'instrument porté par-dessus la hanche est facilement introduit de prime abord jusqu'au delà des bourses pour être ramené alors dans le plan vertical.

Cette courbure nouvelle, pas plus que les autres, ne rencontre d'obstacles dans la partie libre du canal, et dans tous les cas l'extrémité de l'instrument est portée sans difficulté jusqu'à la dilatation bulbeuse. Arrivée dans ce point, elle rencontre la bride qui limite en bas l'orifice de la portion membraneuse. Cet obstacle est facilement franchi à l'aide d'un léger tiraillement de la verge, qui soulève la paroi inférieure de l'urèthre et porte le bec de la sonde en haut, vers le point où il doit s'engager. Le plus léger mouvement d'abaissement suffit aussi pour obtenir ce résultat.

A partir de ce moment l'instrument devra être poussé vers la vessie par un mouvement qui diffère beaucoup de celui qu'on exécute habituellement. Il arrive même à cet égard que l'usage de la sonde nouvelle présente au premier abord quelques difficultés, spécialement aux praticiens, qui veulent encore dans ce cas exécuter le mouvement d'abaissement de la manière ordinaire. Les médecins peu habitués au cathétérisme, et surtout les malades, réussissent en général mieux que tout autre à l'introduire du premier coup avec facilité.

Cette hésitation disparaît, du reste, aussitôt que l'on a saisi le véritable mécanisme de son introduction. Il consiste à faire cheminer l'instrument en lui communiquant une impulsion curviligne en rapport avec le cercle sur lequel a été modelée sa courbure. C'est un mouvement en tout semblable à celui qu'on imprime à la lame d'un sabre courbe pour la replacer dans le fourreau. Le mouvement d'abaissement doit complétement disparaître comme mouvement isolé. Il doit se confondre, se lier si bien avec celui de propulsion qu'on ne saurait jamais les distinguer l'un de l'autre, l'impulsion curviligne ne pouvant être réalisée qu'à l'aide de cette fusion complète. En tous cas l'abaissement du pavillon de la sonde vers les cuisses ne saurait jamais être porté aussi loin qu'avec l'algalie ordinaire. Il suffit en général de la pousser doucement vers la vessie par ce mouvement circulaire. Dans beaucoup de circonstances elle y pénètre d'elle-même par son propre poids, tant il y a de concordance entre sa forme et celle de l'urèthre. On peut déjà prévoir ce résultat en simulant l'introduction sur nos dessins, ce qui permet de se bien pénétrer du mécanisme indiqué. Cette épreuve démontre qu'on obtient alors la réalisation complète du cathétérisme curviligne. Ce sont bien là, en effet, deux axes de même courbure glissant l'un sur l'autre. La figure suivante montre la position de la

FIGURE N.

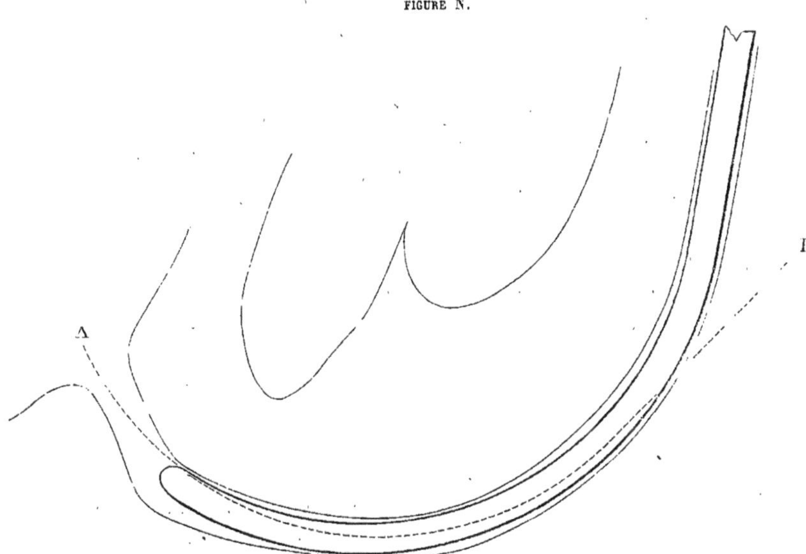

nouvelle sonde lorsque son bec est arrivé au coude portatif. La ligne A B indique la position qu'elle affecte en entrant dans la vessie. Le mouvement de levier disparaît complétement, l'extrémité de la sonde chemine vers la vessie en suivant les parois de l'urèthre aussi parallèlement que possible, sans heurter la paroi supérieure, comme cela peut arriver à chaqueinstant avec la sonde habituelle. En même temps la portion droite de la sonde s'engage dans la partie pénienne du canal, qu'elle redresse en lui faisant subir un léger mouvement d'abaissement, qui n'entraîne pas même une simple tension du ligament suspenseur de la verge, celle-ci affectant alors la situation que comporte l'état de demi-érection.

C'est là, à bien prendre, le véritable cachet du cathétérisme curviligne, simple évacuatif, lequel ne doit pas effectuer le redressement d'une partie quelconque de la courbure, non plus que l'abaissement de la verge et la traction du ligament suspenseur. Le vice du cathétérisme actuel, que l'on pourrait appeler cathétérisme mixte ou recto-curviligne, est précisément d'être fondé sur cette fâcheuse nécessité. Qui ne voit, au contraire, tous les avantages attachés à l'usage d'instruments qui régularisent, en l'amplifiant même un peu au besoin, la courbure de l'urèthre? Tandis que les instruments dont la courbure est insuffisante sont réduits, pour atteindre la partie profonde du canal, presque au seul mouvement d'abaissement, qui se transforme alors si facilement en un mouvement de bascule offensif pour la paroi supérieure, les instruments à grande courbure pénètrent par un mécanisme avantageux, surtout en ce qu'il évite sûrement ces inconvénients.

Lorsque dans sa progression la sonde a dépassé l'aponévrose moyenne, elle a déjà parcouru plus de la moitié de sa courbure uréthrale en donnant à cette première portion une incurvation un peu plus prononcée que celle qui lui est naturelle et qui constitue un des éléments importants du mécanisme d'introduction. Dans cette position, en effet, pour faire remonter le bec de l'instrument dans la seconde section de la courbure, il doit suffire et il suffit souvent de la plus légère pression exercée sur son pavillon. Pour prévoir avec quelle facilité s'exécute ce mouvement, il suffit de se rappeler la situation qu'affecte la sonde lorsqu'elle est parvenue dans cette région. Elle présente encore dans son ensemble une position verticale ou presque verticale, tandis qu'elle repose par sa convexité sur une surface courbe appropriée à sa forme, et qui ne présente, non plus que les autres parties du canal où elle est engagée, aucune cause sensible de frottement ou de déviation. Or si l'on se rappelle d'une part que toute surface concave joue forcément le rôle de plan incliné, et de l'autre que la partie droite de la sonde placée verticalement pèse de tout son poids sur celle qui repose sur ce plan incliné, on comprendra quelle tendance se manifeste alors sous l'empire de ces conditions. Elle est telle que l'art doit se borner à la suivre et à la favoriser.

Sous cette double influence l'instrument chemine en suivant la pente naturelle des parties. Son extrémité se relève pour suivre de bas en haut le plan concave opposé à celui qu'il vient de parcourir en sens inverse, et elle s'engage d'autant plus facilement dans cette section profonde qu'elle marche parallèlement aux parois du canal, du moins autant que possible, sans aucun mouvement de la sonde, et que c'est la courbure même de cette partie profonde qui a servi de modèle pour celle de l'instrument. Cet ensemble de circonstances heureuses rend le mouvement curviligne extrêmement facile, de telle sorte que dans le dernier temps de l'introduction la sonde marche pour ainsi dire d'elle-même, et si chez le même sujet on essaye successivement les deux espèces de sonde, on observe toujours un avantage marqué en faveur de la nouvelle.

Elle se présente en général plus favorablement que l'autre pour déprimer la paroi postérieure, lorsque le coude prostatique est très marqué. Un fait capital, qui découle en quelque sorte de cette première condition, c'est que, lorsque la sonde nouvelle est arrivée au voisinage du col, elle se présente pour le franchir dans une situation infiniment plus avantageuse que toute autre. Il a été démontré précédemment que la sonde ordinaire ne saurait cheminer dans cette région sous l'influence du mouvement de propulsion. L'expérience de chaque jour démontre, en effet, que le mouvement d'abaissement est alors la seule ressource pour faire avancer cet instrument. Or ce mouvement tend plus encore, comme nous l'avons fait voir, à porter le bec contre la paroi intérieure du canal qu'à lui faire suivre l'axe de l'orifice, de manière à être complétement arrêté chez les sujets qui présentent une certaine élévation ou une disposition particulière du col. Le mouvement curviligne décrit par les instruments à grande courbure pousse bien plus directement de bas en haut leur extrémité, suivant l'axe même de l'orifice vésical.

Rien de plus facile à constater que cette faculté. L'essai sur les pièces la démontre. L'expérience sur le cadavre et sur l'homme la confirme également. Jamais, pour ainsi dire, on ne sent le moindre frottement au passage du col, et le sentiment d'une résistance vaincue, indiqué par tous les auteurs comme habituel avec les sondes ordinaires, manque ici complétement, parce que, comme nous l'avons déjà fait comprendre, ce phénomène dépend uniquement du frottement du bec de la sonde contre la lèvre antérieure du col.

La sonde à grande courbure, poussée par un véritable mouvement curviligne, présente donc naturellement ce phénomène que son bec se dirige pour franchir l'orifice vésical en suivant autant que possible l'axe même de cet orifice, et non comme les sondes à petite courbure en venant porter obliquement sur sa lèvre antérieure. C'est là une seconde propriété essentielle à ajouter à la première, qui consiste dans l'absence de tout redressement du canal. Ces deux facultés si intimement liées, auxquelles vient se joindre la facilité d'introduction, sont la cause des succès obtenus accidentellement chez les vieillards avec cette courbure.

La cause de ces succès avait cependant été placée dans des conditions très différentes. On avait dit que chez les vieillards il fallait une courbure plus longue pour parvenir dans la vessie, parce que la prostate, hypertrophiée d'ordinaire chez eux, portait alors le col vésical en haut et en avant. Sans nier ce qu'il y a de fondé dans cette donnée pathologique, il est bien facile de prouver qu'elle est tout à fait insuffisante pour expliquer l'heureux emploi des sondes à vaste courbure. Ainsi l'on pouvait rencontrer un obstacle au col vésical chez des sujets dont le canal naturellement assez petit n'atteignait pas même, avec une prostate sensiblement hypertrophiée, la longueur normale chez d'autres sujets. D'autre part, s'il n'y avait eu là qu'une question d'étendue, les sondes flexibles auraient dû toujours passer, puisqu'elles sont généralement beaucoup plus longues qu'il ne faut. Enfin quand on voyait entrer subitement une grosse sonde largement courbée alors que toutes les autres avaient échoué, il fallait bien en conclure, comme nous l'avons fait pour nos premiers malades, que l'obstacle résidait uniquement dans le défaut de concordance de forme de la part des instruments.

Mais pourquoi plus particulièrement chez les vieillards ? Parce que chez eux l'état pathologique, en même temps qu'il a créé certaines dispositions anormales, a surtout altéré ou détruit la souplesse du canal, spécialement dans la région profonde ; qu'alors les sondes qui dans l'âge viril parviennent facilement à passer en adaptant la courbure de l'urèthre à leur forme spéciale, ne peuvent plus convenir quand les parties ont perdu la faculté de subir cette modification, conditions qui atteignent leur summum d'intensité quand l'irritation, se propageant aux parties voisines, détermine le spasme des muscles auxiliaires.

Cette courbure, si favorable chez les vieillards, n'est donc point, comme on l'a cru exclusivement, réservée à combattre les conditions pathologiques qui se développent à cet âge. Son succès dans cette occasion est fondé sur des propriétés bien plus générales également applicables à des époques moins avancées de la vie, et qui, si elles ne sont pas alors rigoureusement indispensables comme dans la vieillesse, sont toujours utiles et désirables.

Cherchons actuellement quelles sont chez l'adulte les variations de forme que devra subir l'algalie pour répondre autant que possible aux variations de longueur et de courbure que présente l'urèthre.

Pour les hommes de petite taille ou qui ont le bassin et les organes génitaux peu développés, la sonde doit présenter le tiers d'un cercle de 10 centimètres de diamètre. C'est la limite inférieure pour l'âge adulte. Cette sonde aurait donc une commune mesure avec l'algalie ordinaire, mais avec cette différence capitale que l'une représente le tiers et l'autre seulement le quart du cercle.

La figure suivante montre quelles sont les conséquences de cette différence au point de vue du redressement d'une partie de la courbure.

Ainsi (fig. O) pour les plus petits canaux la sonde la plus favorable paraîtrait celle qui présenterait le tiers d'un cercle de 10 centimètres.

Pour les sujets de haute taille ou qui ont le bassin et les organes génito-urinaires largement développés, lorsqu'il existe une hypertrophie très marquée de la prostate, la courbure de la sonde doit offrir le tiers d'un cercle de 13 centimètres de diamètre. La longueur de la courbure se

FIGURE O.

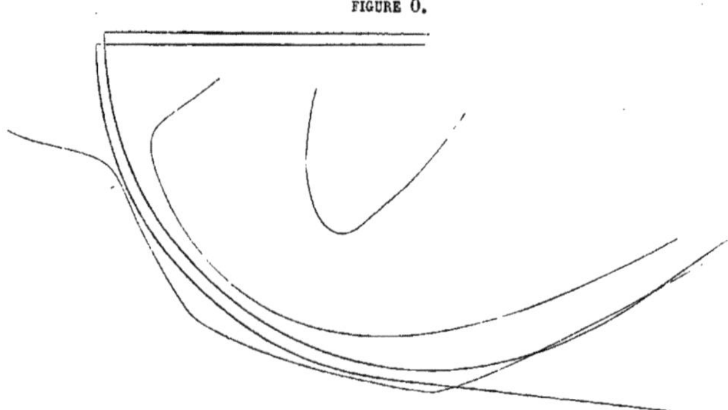

trouve ainsi augmentée d'environ un tiers par rapport aux cas précédents. Voilà pour les conditions extrêmes (fig. P).

FIGURE P.

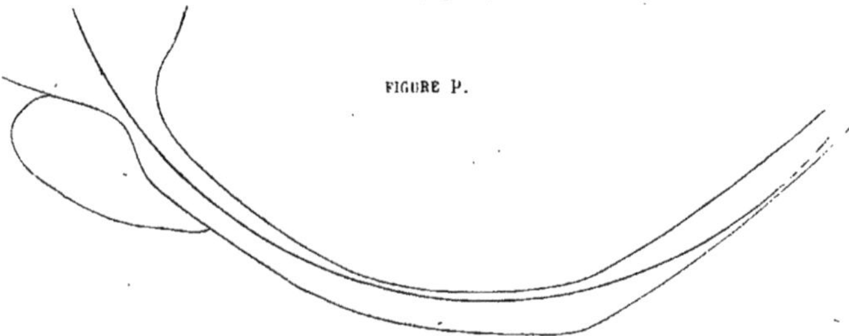

Les dispositions moyennes qui sont beaucoup plus communes sont aussi restreintes dans des limites plus étroites. Certains canaux s'accommodent évidemment très bien de l'usage d'une sonde formant le tiers d'un cercle de 11 centimètres de diamètre (fig. Q). Chez d'autres sujets, qui sont peut-être en plus grand nombre, le diamètre doit être porté à 12 centimètres. C'est à cette mesure que répondait celle qui a été dans nos mains l'occasion d'un succès si inattendu. C'est à cette forme que nous nous sommes d'abord attaché avant d'étudier les variations qu'elle devait subir. C'est elle qui nous a servi journellement et à laquelle nous avons dû de beaux résultats. C'est elle que nous désignerons plus particulièrement sous le nom de *sonde nouvelle*, de *nouvelle courbure*, parce qu'elle s'applique surtout aux développements moyens, mais en lui rattachant toujours les trois autres modèles destinés à répondre aux variations de grandeur

FIGURE Q.

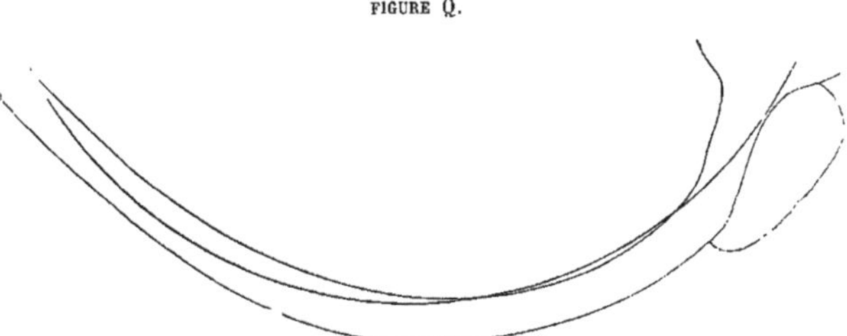

de l'urèthre. En les rassemblant dans un dessin au trait, on saisit très bien leur analogie fondamentale et les différences qui les distinguent fig. R, S, T).

Quels sont les résultats pratiques obtenus avec un instrument construit et appliqué suivant ces données? L'expérience sur le cadavre démontre promptement que cette courbure s'adapte mieux que toute autre à celle de l'urèthre. Elle se meut dans le canal avec une facilité qui fait nécessairement supposer la similitude des formes. Chez certains sujets, dont le canal a une mobilité complète, l'ancienne sonde passe très bien, et alors la différence entre les deux instruments est peu sensible; mais quand on répète l'expérience sur un plus grand nombre de sujets, le doute n'est plus possible.

L'épreuve clinique fournit des résultats encore plus saillants. Chez l'homme adulte et lorsque les organes génito-urinaires sont sains, la différence entre les deux instruments est toujours manifeste. On sent que la sonde glisse vers les parties profondes, sans frottement, sans secousse, avec une facilité qui donne à penser qu'elle doit être bien exactement conformée comme lui.

Nous disions au moment des premiers essais (1853) : «Lorsque la sonde ordinaire passe, celle-ci passe mieux ; lorsqu'elle ne passe pas, celle-ci passe. » Une expérience de quatre années, loin d'infirmer cette proposition, nous a de plus en plus démontré sa réalité. Notre instrument s'introduit avec une telle facilité que, sans autre apprentissage que de m'avoir

FIGURE R.

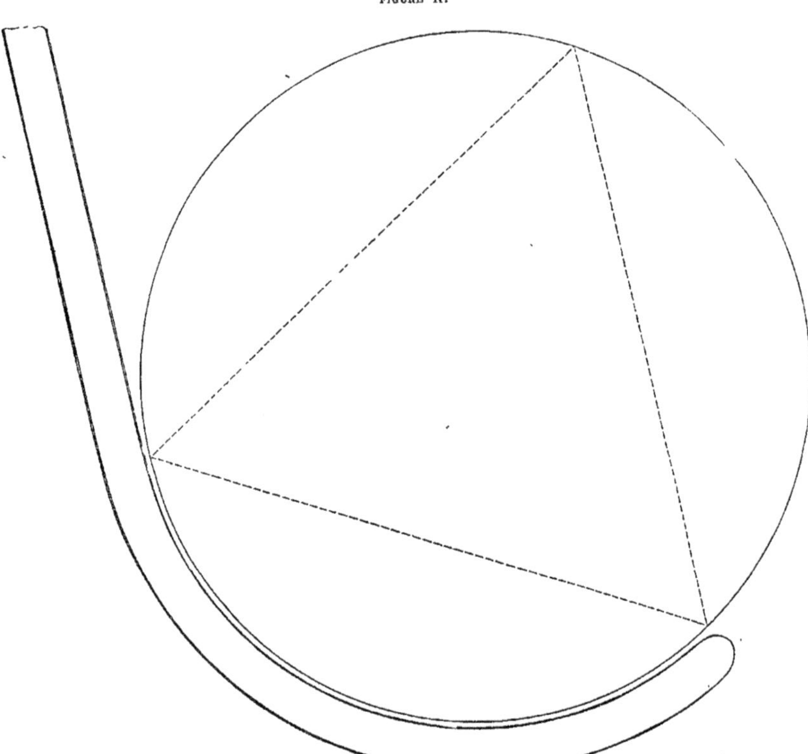

vu lui passer la sonde une seule fois, un de mes malades s'est sondé lui-même en mon absence avec le plus grand succès, et qu'un autre malade a été sondé par son fils aussi heureusement.

On obtient les mêmes résultats chez les sujets atteints d'affections chroniques de la vessie, et habitués déjà à se sonder eux-mêmes plus ou moins fréquemment. Notre sonde a été donnée à plus de trente malades placés dans ces conditions, et chez tous, sans exception, elle a traversé les régions

FIGURE 8.

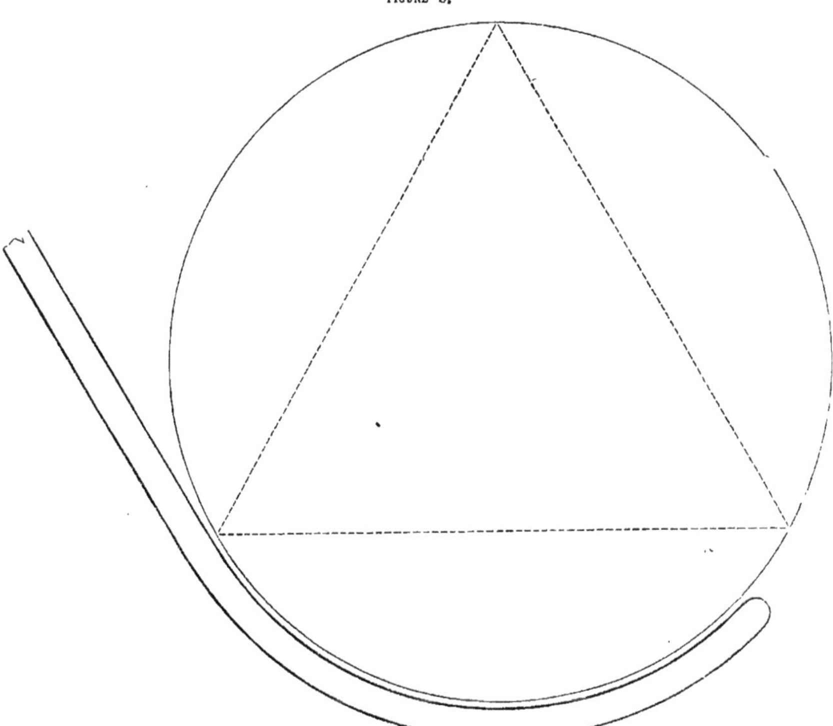

profondes de l'urèthre et le col de la vessie avec une remarquable facilité. Tous se sont loués de son usage, et quelques-uns avec les expressions les plus vives. Tous ont déclaré qu'il y avait une très grande différence quant à la sensation produite au passage du col, entre cet instrument et celui dont ils avaient fait usage. Ils ont généralement observé que l'entrée dans la vessie se faisait sans secousse et pour ainsi dire par le seul poids du métal. Enfin, aucun d'eux, après s'en être servi, n'aurait consenti à revenir à l'ancien. Cette prédilection était d'ailleurs le résultat exclusif de l'expé-

FIGURE T.

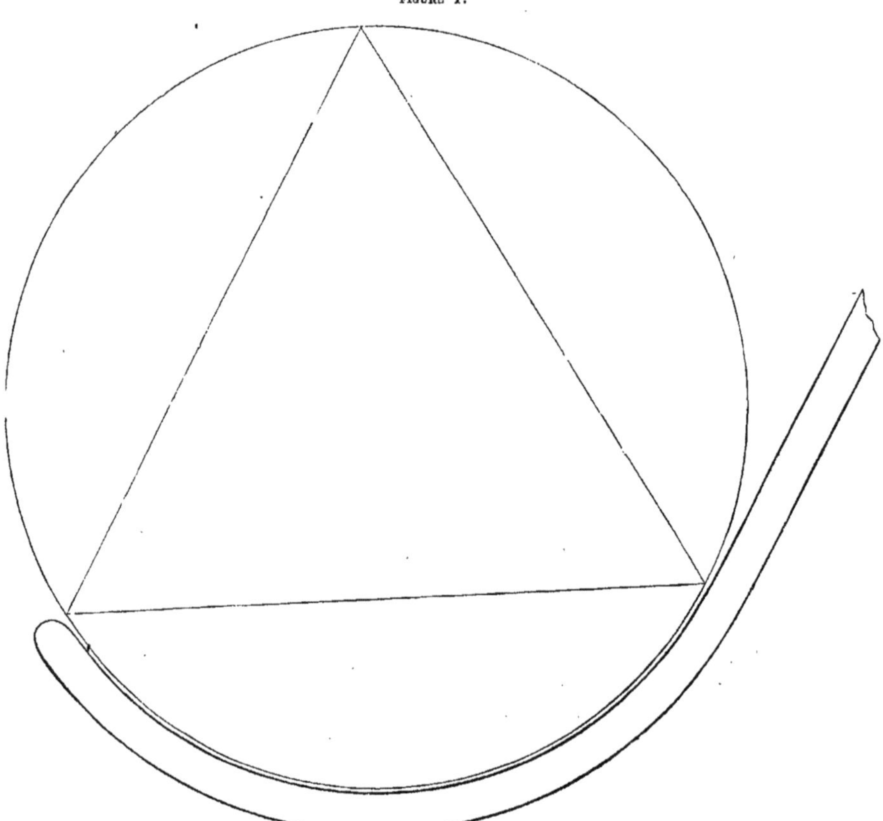

rience, car, malgré ce qu'on leur en promettait, tous les malades se récriaient à son aspect, et déclaraient qu'une sonde aussi singulièrement courbée ne passerait certainement pas.

La supériorité de la nouvelle courbure se révèle surtout dans les cas où l'inflammation a envahi le canal et ses annexes. Dans toutes ces conditions, l'urèthre, plus sensible et moins redressable, ne subit qu'avec peine la sonde ordinaire, dont la forme diffère trop de la sienne, et se laisse au contraire facilement parcourir par le nouvel instrument. Plus de vingt fois depuis cette époque, elle a été employée pour des sujets en général âgés, atteints de rétention d'urine, chez lesquels la sonde ordinaire et les sondes flexibles avaient été présentées inutilement, et chaque fois, elle est arrivée d'emblée dans la vessie, sans hésitation, sans effort, ainsi que nous l'avions annoncé aux malades et aux assistants. Des résultats analogues ont été obtenus par quelques praticiens initiés à nos idées et connaissant la valeur du nouvel instrument. Pourquoi donc cette constante facilité d'un côté, et ces trop nombreuses difficultés de l'autre, si ce n'est qu'on suit dans le premier cas la loi de la concordance des courbures, négligée dans le second.

Notre sonde est surtout utile aux vieillards, nous en avons déjà indiqué les causes. Elle a été utile, par les mêmes raisons, chez les sujets affectés de catarrhe de la vessie, et contre lequel nous voulions employer des injections ou l'irrigation continue. Toutes les fois que la sonde doit séjourner pendant quelque temps dans le canal, elle est d'autant plus mal supportée qu'elle s'adapte moins par sa forme à celle des parties, et l'ancienne courbure présente ces inconvénients à un haut degré. Lorsqu'elle devait être maintenue à demeure dans ces conditions, elle était rarement supportée au delà de quelques minutes, et les douleurs qu'elle occasionnait, nous ont bien des fois forcé, à notre grand regret, à renoncer aux irrigations. Cet inconvénient a totalement disparu depuis que j'ai fait donner la forme nouvelle à la sonde à double courant. Elle peut ainsi rester en place autant que cela est nécessaire, parce qu'elle ne contrarie pas comme l'autre la forme des parties.

On a vu que la courbure de la sonde variait en intensité et en longueur suivant le degré de développement des sujets, tout en conservant le type fondamental, représenté par la forme cycloïde et une longueur égale à celle du cercle. Mais on peut se demander maintenant quelles sont pour chaque individu, en présence des difficultés ordinaires du cathétérisme dans les cas morbides, quelles sont, disons-nous les limites des variations permises dans la forme de la sonde, pour rester dans des conditions de succès? Nous devons déclarer, en prenant pour point de départ notre expérience, que ces limites sont excessivement bornées. Ceci paraîtra certainement extraordinaire aux chirurgiens habitués à tenir peu de compte de la forme de l'instrument. Mais nous croyons que le temps viendra modifier leurs convictions. Pour nous, qui avons constaté si souvent que le plus petit changement de forme entraînait une altération des propriétés de la sonde, cette question ne saurait être l'objet d'un doute.

On se tromperait, en effet, en supposant que dans des conditions difficiles, il serait en général permis de remplacer l'un des quatre modèles que nous avons établis, par un autre, fût-ce même par le plus voisin de forme. Nous avons eu plus d'une fois l'occasion de constater le contraire. Tout récemment, nous avons été arrêté avec notre sonde primitive chez un sujet atteint de rétention d'urine, et qui avait été sondé infructueusement avec divers instruments. La cause de cet insuccès, auquel nous n'étions point habitué, nous fut révélée par l'examen de la taille et du bassin. Il nous fut possible d'annoncer que les trois grands modèles devaient échouer et que le plus petit passerait infailliblement. C'est en effet ce qui arriva (1).

Mais lorsqu'une de nos sondes a été reconnue favorable par l'expérience, y a-t-il des inconvénients à modifier un peu cette courbure ou à la laisser s'altérer graduellement? Les faits seuls doivent donner réponse à cette question, et voici ce qu'ils nous ont appris. Une modification un peu considérable change complétement les propriétés de l'instrument. Un léger changement de forme suffit parfois pour produire le même résultat. L'usage des sondes d'étain, dites de Mayor, permet de constater bien facilement ces phénomènes.

On peut se servir de toutes espèces de sondes. Les sondes d'argent sont les meilleures, en ce qu'elles ne se déforment point. Avec elles, jamais on n'observe ce qui se voit si souvent avec les sondes d'étain. Pendant les premiers temps, celles-ci passent très facilement, mais le malade s'aper-

(1) Voir pour plus de détails la note rectificative envoyée à l'Académie avec le manuscrit primitif, p. 160.

çoit bientôt de quelques difficultés qui vont en augmentant, et dont il vient se plaindre comme d'une aggravation à sa maladie. En examinant alors la sonde, on s'aperçoit qu'elle n'a plus la forme primitive, il suffit de la lui rendre et de l'essayer pour renvoyer le malade guéri et rassuré sur l'avenir. Voilà ce qui nous est arrivé bien souvent, et ce qui prouve l'indispensable nécessité de la forme spéciale. Les algalies flexibles munies d'un mandrin donnent lieu à la même observation, à moins que le mandrin ne soit très volumineux. En tout cas, il faut y regarder souvent.

CONCLUSIONS

Des faits présentés dans ce travail, nous croyons pouvoir tirer les conclusions suivantes.

1° L'anatomie démontre, dans la courbure du canal, plus d'étendue et de profondeur qu'on ne l'avait supposé jusqu'ici;

2° Parmi les sondes ayant eu cours dans la pratique habituelle, à différentes époques, aucune n'a présenté, par sa courbure, une configuration suffisamment approchée de la forme du canal.

3° Le véritable cathétérisme curviligne ne pouvait être réalisé avec ces instruments qui comportent tous, à des titres ou à des degrés différents, des inconvénients qu'on a jusqu'ici attribués à tort à la disposition des parties.

4° Au point de vue anatomique, nous croyons avoir fourni des données nouvelles qui permettent de fixer très approximativement la véritable courbure de l'urèthre.

5° En physiologie pathologique, nous avons démontré le vice fondamental du cathétérisme actuel, ou recto-curviligne, et les conditions si différentes que présente, dans le mécanisme de son introduction, une sonde à courbure appropriée.

6° En pratique, nous avons fourni un instrument ou, si l'on veut, des instruments qui réalisent cette concordance des courbures et font disparaître les difficultés attachées aux sondes qui déforment l'urèthre pour l'accommoder à leur disposition.

7° La facilité avec laquelle cette nouvelle sonde évite les obstacles que l'on rencontre habituellement chez les vieillards, vers le col de la vessie, constitue certainement un résultat très remarquable en sa faveur; mais nous sommes fondé à regarder cet avantage comme fort accessoire par rapport à la propriété générale qu'elle présente de parcourir le canal à l'état sain bien plus facilement que toute autre.

Cette faculté tend à faire disparaître en grande partie les embarras et les obstacles que rencontrent d'ordinaire les praticiens peu exercés au cathétérisme, et à rendre dans leurs mains, au grand avantage des malades, cette manœuvre pour ainsi dire vulgairement facile. C'est donc surtout sur cette condition que doivent porter l'attention et le jugement des médecins.

NOTE RECTIFICATIVE.

En terminant le chapitre VII, nous avons cherché à préciser les diverses variations de forme que devra subir la sonde, pour répondre autant que possible aux variations de longueur, de courbure, que présente l'urèthre. Nous nous sommes exprimé ainsi à ce sujet dans le manuscrit remis à l'Académie.

« Chez les individus dont le canal présente le moins de longueur, la courbure se rapporterait facilement à un cercle de 10 centimètres de diamètre, et cette sonde aurait alors une commune mesure avec l'algalie ordinaire, mais avec cette différence capitale, que l'une représente le tiers, et l'autre le quart seulement du cercle.

» Ainsi, pour les plus petits canaux, la sonde la plus favorable paraîtrait être celle qui présenterait le tiers d'un cercle de 10 centimètres.

» Les canaux moyens paraissent se rapporter spécialement à un cercle de 11 centimètres de diamètre.

» Le plus grand nombre des sujets réclame évidemment une courbure appartenant à un cercle de 12 centimètres de diamètre.

» Enfin, dans les cas où le canal acquiert de très grandes dimensions, un cercle de 13 centimètres est certainement favorable.

» Pour les petits et les moyens canaux, l'expérience nous a démontré qu'on peut aussi conserver la mesure moyenne de 12 centimètres en diminuant d'un dixième environ la longueur de l'arc. C'est à cette dernière forme que nous avons donné la préférence, sans vouloir toutefois exclure celle qui paraît découler plus directement de la disposition du canal. Mais la différence de courbure entre ces deux sondes est minime, de telle sorte qu'elles peuvent se suppléer réciproquement. »

Jusqu'à ce jour, en effet, nous avions trouvé des ressources suffisantes dans les trois formes de sonde indiquées, savoir : la grande courbure montée sur un arc de 13 centimètres de diamètre ; la moyenne appartenant à un cercle de 12 centimètres de diamètre ; la troisième, applicable aux petits canaux, ne différant de la précédente qu'en ce qu'elle avait un dixième de moins en longueur, soit neuf dixièmes de l'arc formant le tiers de sa circonférence.

En posant cette règle pratique, nous avions spécialement égard à la longueur de l'urèthre, et nous pensions que la différence de courbure pouvait être négligée, les petits canaux qui se rapportent à un cercle de 10 à 11 centimètres de diamètre devant alors subir une augmentation de courbure en recevant une sonde moulée sur un cercle de 12 centimètres.

C'était faire trop bon marché de la disposition du canal et de l'espèce d'inflexibilité que lui imprime l'état inflammatoire. L'expérience n'a pas tardé à démontrer que nous étions dans l'erreur à ce sujet. Si, chez l'homme sain, la sonde moyenne (celle de 12 centimètres) peut, lorsque la courbure est réduite d'un dixième, parcourir facilement les petits canaux, il n'en est plus ainsi dans l'état de maladie, et pour éviter les obstacles, il faut encore tenir soigneusement compte, dans la forme à donner à la sonde, non-seulement de la longueur, mais aussi de la courbure de l'urèthre. Et cette nécessité est telle, que la faible différence de courbure qui existe entre un arc de 12 centimètres et un arc de 10, même raccourci, suffit pour créer des obstacles sérieux.

C'est en effet ce qui vient de nous être démontré par le fait suivant :

M. B..., âgé de soixante-dix ans, d'une constitution délicate, a cependant généralement joui d'une bonne santé, et conserve encore l'appparence d'une certaine vigueur.

Pendant un voyage fait au mois d'octobre, il éprouva de la pesanteur et quelques douleurs dans le bassin et vers la vessie, un peu d'ardeur dans l'émission des urines. Après son retour dans sa famille, ces symptômes se calmèrent dans certains moments, et s'exaspèrent dans d'autres, ordinairement sous l'influence de la température. Dans le mois de janvier, il accusait des douleurs sourdes dans la région de la vessie, des besoins d'uriner fréquents, accompagnés de tranchées vésicales, de douleurs dans le fondement et dans la verge. L'urine était d'ailleurs rendue en petite quantité à la fois.

Cet état fut bientôt suivi de rétention d'urine. Le médecin habituel de M. B... essaya d'introduire une sonde métallique qui fut arrêtée au col de la vessie. Il en fut de même d'une sonde flexible. Les bains, les cataplasmes laudanisés n'eurent point d'effet avantageux.

16 janvier. — Le malade n'a pas uriné depuis trente-six heures. La vessie forme un globe au-dessus des pubis. Ventre ballonné, tendu, douleur continue dans le bas-ventre et la cuisse gauche ; pas de fièvre, abattement ; on essaye le cathétérisme avec la sonde ordinaire, d'abord, puis avec la nouvelle courbure (sonde moyenne de 12 centimètres), mais sans succès. Le bec de l'instrument arrive à la prostate, mais il est arrêté près du col. L'urèthre est fort sensible, ce qui fait remettre les tentatives au soir.

On présenta alors des sondes métalliques de diverses courbures, la sonde de Mercier, des sondes coniques, avec et sans boules terminatives ; aucune ne put s'engager d'abord. Enfin une très petite sonde conique pénètre et permet d'évacuer assez d'urine pour remplir le vase de nuit. On laisse la sonde à demeure pour quelques heures. Ces manœuvres ont été très douloureuses ; nuit agitée, fièvre, douleurs.

17 janvier. — Même état, on vide de nouveau la vessie et on retire la sonde ; nuit agitée, fièvre, douleurs dans le bassin et la cuisse gauche.

18 janvier. — Même état général, pouls fébrile, la vessie est distendue,

On essaye cette fois le petit modèle de la nouvelle courbure (formé des neuf dixièmes d'un arc de 12 centimètres), mais sans succès.

A quels genres d'obstacles avait-on affaire? peut-être à un défaut de concordance entre les courbures. Il se pouvait que le canal fût assez petit, assez faiblement courbé pour qu'un cercle de 12 centimètres ne lui fût pas applicable, et qu'il ne pût être facilement parcouru que par un arc de 10 centimètres de diamètre. Cette supposition était autorisée par la petite taille du sujet, et le développement modéré des organes génitaux.

Un gros cathéter de melchior, destiné à dilater les rétrécissements, fut disposé de manière à représenter exactement le tiers d'un cercle de 10 centimètres de diamètre; porté dans l'urèthre, il s'engagea et franchit le col en donnant lieu à une faible secousse. Cet essai était décisif. Il établissait une différence très sensible entre les deux instruments que nous avions cru jusqu'alors assez rapprochés par leur forme pour pouvoir se suppléer.

Un mandrin ordinaire, en fil de fer, fut alors courbé comme le cathéter et revêtu d'une sonde de gomme élastique. Cet instrument pénétra jusqu'au col et le franchit sous l'empire d'une très faible pression. On évacua encore plusieurs litres d'urine. Dix sangsues, frictions mercurielles, un bain.

Dans les jours suivants, il fallut sonder une fois ou deux par vingt-quatre heures, et toujours le même instrument passa avec la même facilité.

Les symptômes d'inflammation se calmèrent graduellement. La convalescence fut cependant entravée par une phlébite obturante de la veine fémorale droite, avec œdème douloureux du membre. Mais la santé se rétablit graduellement, et à la fin de février M. B..... était à peu près revenu à son état de santé primitif.

Pendant les dernières semaines, on avait engagé M. B.... à se sonder lui-même plusieurs fois par jour. Mais comme il ne pouvait se décider à essayer cette petite opération, un élève en médecine fut chargé de venir le sonder soir et matin. Celui-ci nous faisait remarquer à l'occasion de l'emploi de la nouvelle courbure, un fait qui nous était bien connu, à savoir, qu'avec cette sonde il n'y avait plus à se préoccuper des règles habituelles du cathétérisme, tant elle entrait avec facilité et pour ainsi dire d'elle-même.

De cette observation il faut évidemment conclure, contrairement à ce que nous avons dit dans le chapitre VII de notre mémoire, que pour les petits canaux la sonde nouvelle réduite d'un dixième dans la longueur de sa courbure, ne saurait suffire dans tous les cas, et qu'il importe, pour se tenir le plus près possible de la nature, d'avoir à sa disposition des courbures de 10 et 11 centimètres.

Ce fait est une contre-épreuve bien remarquable de celui qui a été l'occasion de nos recherches : dans celui-ci un hasard heureux nous avait appris la valeur d'une courbure très différente de celles qui ont été successivement employées, valeur dont la démonstration avait été obtenue plus tard, à l'aide de l'épreuve clinique, et à l'aide des recherches anatomiques. Dans le fait présent, en vertu des données acquises par ces études, il nous a été permis, en présence d'un obstacle inattendu, de prévoir sa nature et de présenter un moyen efficace pour le surmonter. Ce traitement institué à priori n'est-il pas une démonstration des faits et des doctrines qui ont été présentés dans ce mémoire relativement à la véritable disposition de l'urèthre, et aux conséquences qui en découlent, quant à la courbure de la sonde.

Cette relation intime, nécessaire, entre la forme du canal et celle de la sonde, est si impérieuse dans l'état pathologique, contrairement à ce qui arrive dans l'état sain, que les résultats sont très différents alors que la courbure des instruments varie très peu.

Il semble, en effet, que les deux sondes qui ont été employées en dernier lieu chez notre malade, ne diffèrent que peu l'une de l'autre quant à leur courbure. C'est du moins ce que nous avons admis en comparant les deux instruments. Mais si l'on rapproche l'une de l'autre les deux figures qui les représentent, on s'aperçoit que la différence de courbure est beaucoup plus grande qu'on ne l'avait supposé. C'est ce que l'on peut vérifier sur la planche ci-jointe. Et l'on explique parfaitement la différence d'action qui a été signalée dans l'observation précédente.

Ceci nous conduit à revenir sur ce qui a été dit chapitre VII, sur la sonde applicable aux petits canaux, et à suivre exactement pour répondre, aux variétés de longueurs et de courbures de l'urèthre, les mesures fournies par l'examen anatomique.

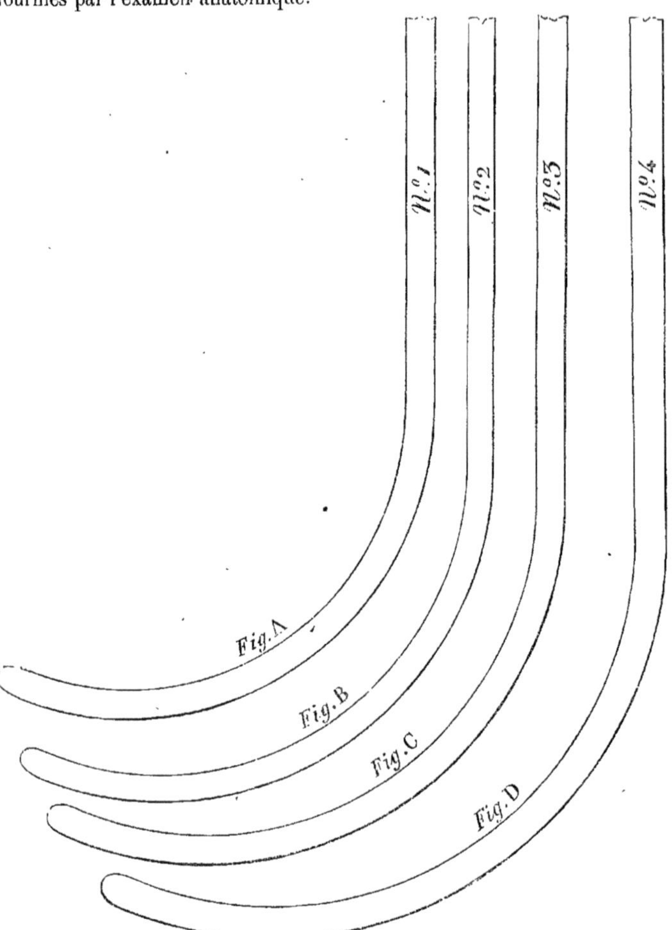

Nous admettons donc quatre modèles de sondes, différents par le diamètre du cercle auquel est empruntée la courbure analogue à ce point que celle-ci représente toujours exactement le tiers du cercle, savoir :

Fig. A,	modèle n° 1	(10 centimètres.). . .	Petits canaux.
Fig. B,	— n° 2	(11 —). .	Moyens canaux.
Fig. C,	— n° 3	(12 —). .	
Fig. D,	— n° 4	(13 —). . .	Grands canaux.

Ces figures permettent de comparer exactement ces divers modèles et de comprendre à quelles formes différentes de l'urèthre elles peuvent s'appliquer. Elles rendent en quelque sorte plus évidentes et plus saisissantes ces différences de forme, en même temps qu'elles font comprendre l'erreur qu'il y aurait à compter dans tous les cas sur le succès d'un même instrument, alors surtout que celui-ci est loin de présenter une courbure appropriée.

FIN.

TABLE DES MATIÈRES.

FIN DE LA TABLE.

Paris. — Imprimerie de L. Martinet, rue Mignon, 2.

www.ingramcontent.com/pod-product-compliance
Ingram Content Group UK Ltd.
Pitfield, Milton Keynes, MK11 3LW, UK
UKHW020145220726
13923UKWH00001B/374

9 782019 261399